Bert Heuper

KREBS
Wenn die Seele durch
den Körper spricht

Bert Heuper

KREBS
Wenn die Seele durch den Körper spricht

Die Grundlagen der Psychosomatischen
Resonanztherapie (PSRT®)

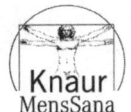

Knaur
MensSana

Besuchen Sie uns im Internet: www.droemer-knaur.de
Alle Titel aus dem Bereich MensSana finden Sie im Internet unter
www.knaur-mens-sana.de

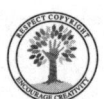

Originalausgabe
Copyright © 2008 Knaur Verlag
Ein Unternehmen der Droemerschen Verlagsanstalt
Th. Knaur Nachf. GmbH & Co. KG, München
Alle Rechte vorbehalten. Das Werk darf – auch teilweise –
nur mit Genehmigung des Verlags wiedergegeben werden.
Umschlaggestaltung: ZERO Werbeagentur, München
Umschlagabbildung: mauritius images
Satz: Pinkuin Satz und Datentechnik, Berlin
Druck und Bindung: GGP Media GmbH, Pößneck
Printed in Germany
ISBN 978-3-426-65606-8

2 4 5 3 1

Inhalt

Vorwort

Sie haben Krebs! Diese Diagnose wird mit großer Wahrscheinlichkeit Ihr momentanes Leben ziemlich auf den Kopf stellen. Nichts ist mehr so, wie es vorher war. Alle Zukunftspläne, alle Ideen, alle Aktivitäten sind zunächst einmal auf Eis gelegt. Stattdessen sehen Sie sich mit einer Krankheit konfrontiert, die für viele mit Attributen wie »unheilbar«, »todbringend« und großem Leiden verbunden ist.

So wie Ihnen geht es jedes Jahr etwa 340 000 Menschen in Deutschland. Doch nicht alle sterben an Krebs. Eine ganz beträchtliche Anzahl von ihnen stellt sämtliche schulmedizinischen Prognosen auf den Kopf und lebt deutlich länger als erwartet. Sehr viele erreichen auch einen Zustand von völliger Gesundheit. Für diese Menschen war dann die Krebserkrankung ein äußerst markanter Zeitabschnitt in ihrem Leben.

Trotz eines Karzinoms kann es möglich sein, dem Dasein eine neue Qualität abzugewinnen. Wie alles in unserem Leben hat auch alles, was mit der Erkrankung zu tun hat, mehrere Seiten, angenehme und unangenehme genauso wie quälende und heilende.

Krebs ist heilbar. Diese Aussage werden Sie öfter hören, wenn Sie sich – jetzt wohl zwangsläufig – mit dem Thema beschäftigen. Die erste wichtige Frage, die sich stellt, ist aber die, ob Sie sich vorstellen können, dass auch bei *Ihnen* Heilung möglich ist. Falls ja, lautet die zweite Frage: Auf welche Weise kann das geschehen? Wege zur Heilung und Gesundheit sind so vielfältig und so zahlreich, wie es Menschen gibt. Der schwierige Prozess, den Sie vor sich haben, ist es, mehr darüber herauszufinden, auf welchem Weg *Sie* Ihre Heilung finden können.

In diesem Buch werden Ihnen Theorien über die Entstehung von Krankheiten und Heilungsmöglichkeiten durch die Kraft der Seele vorgestellt. Es kann sein, dass Sie sich von einigem angesprochen fühlen und dem Gesagten zustimmen. Genauso ist es möglich, dass Sie es als zu einfach, zu plakativ, zu unwissenschaftlich oder sogar als Spinnerei abtun.

Vergleichen Sie den Inhalt dieses Buches mit einer Einladung zum Essen, das es in Form eines Buffets gibt. Von einigen der angebotenen Speisen wissen Sie genau, ob sie Ihnen schmecken oder nicht; und entsprechend werden Sie Ihre Wahl treffen. Wenn Sie etwas Neues entdecken, haben Sie die Möglichkeit, es zu kosten und einen bisher unbekannten Geschmack kennenzulernen; oder Sie bleiben bei Ihren bisher bevorzugten Speisen. Der Vorteil des Ausprobierens liegt darin, dass man unbekannte Geschmacksvarianten und vielleicht eine neue Lieblingsspeise entdeckt. Ebenso gut können Sie mit dem Angebot des Buffets experimentieren, Altes mit Neuem mischen und herausfinden, wie es Ihnen bekommt.

Die hier vorgestellten Denkmodelle sind die Basis meiner jahrelangen Arbeit mit psychosomatisch kranken Erwachsenen, von denen etwa jeder dritte an Krebs leidet. Die aufgeführten Beispiele stammen alle aus der täglichen Praxis. In dem einen oder anderen Beispiel werden Sie sich wiederfinden, und es wird solche geben, die Sie nicht für möglich halten. Ich kann Ihnen jedoch versichern, es sind Schilderungen von wirklichen Erlebnissen mit Krebspatienten und von den seelischen Hintergründen der Entstehung ihrer Erkrankung. Wenn es um die Seele oder Psyche von Menschen geht, können Sie getrost alles für möglich halten, denn wir sind noch viel komplexer und vielseitiger, als wir vielleicht schon glauben mögen. Lassen Sie sich inspirieren ...

Dieses Buch möchte Ihnen Mut machen, sich einmal etwas anders mit der Krebserkrankung auseinanderzusetzen und zu einem neuen Bewusstsein für das eigene Leben zu kommen. Es ist sicher kein einfaches Lese-, sondern eher ein intensives Arbeitsbuch, manche würden es auch als ein Stück eigene Therapie bezeichnen, jedenfalls kann es Ihnen zu völlig neuen Einsichten über sich selbst sowie die Zusammenhänge und die Ursachen Ihrer Krebserkrankung verhelfen. Nehmen Sie sich ausreichend Zeit, genügend Ruhe und einen Vorrat an Papier und Stiften zur Hand.

In diesem Buch lege ich den Schwerpunkt darauf, wie die Seele versucht, sich in Form von Krankheiten auszudrücken, insbesondere durch Krebs. Medizinische Fachbegriffe oder eine Erklärung der üblichen Terminologie rund um das Thema »Krebs« werden Sie deshalb hier nicht finden. Im Anhang steht jedoch eine umfangreiche Adressenliste und eine Linksammlung für die Recherche im Internet.

Bevor Sie sich in die Lektüre vertiefen, noch ein deutlicher Hinweis: Seien Sie kritisch! Sie befinden sich in einem Zustand, in dem Sie vielleicht nach jedem Strohhalm greifen, der in irgendeiner Form Hilfe versprechen könnte. Dabei tritt der klare Verstand verständlicherweise schon mal in den Hintergrund. Bitte prüfen Sie alle angebotenen Theorien, Denkmodelle und Übungen sehr sorgfältig und entscheiden Sie dann, ob es für Sie passt.

Der Inhalt des Buches wird die Leserschaft sicher auch polarisieren: Wie gesagt werden es einige als zu einfach oder als Spinnerei abtun, andere jedoch kommen zu der Überzeugung, dass es genau den richtigen Weg aufweist. Wie man es auch halten mag, die Erfolge der Methode sprechen für sich. Und gerade vor diesem Hintergrund gilt einmal mehr die wohlbekannte Weisheit: »Wer heilt, hat recht.«

Versuchen auch Sie, eine eindeutige Position zu beziehen, denn Ihre Seele mag keine halben Sachen.

Wie alles begann

Von der Angst zur Diagnose

Winterurlaub, Skifahren in den Dolomiten, strahlend blauer Himmel, traumhaft griffiger Schnee, eine Landschaft wie aus dem Bilderbuch – eine Situation zum Wohlfühlen, Zufrieden- und Glücklichsein. Konnte ich das denn? Mich wohl fühlen? In diesem Moment ja. Das Skifahren ging immer besser. Der Skilehrer war zufrieden, und ich freute mich über meine Fortschritte. Das Hotel war erstklassig, die Berge wie auf den Postkarten. Zufrieden sein? Relativ gesehen, ja. Ich hatte ein großes Ziel erreicht. Ich hatte als Erwachsener nochmals die Schulbank gedrückt und ein Studium erfolgreich abgeschlossen. Jetzt war ich in einem mittelständischen Unternehmen für den Aufbau einer Marketingabteilung verantwortlich. Mein Traumjob zur damaligen Zeit!

Glücklich sein? Allein das Wort ließ mich eine Gänsehaut bekommen. Es stimmte, ich hatte viel erreicht, war zufrieden und fühlte mich einigermaßen wohl. Doch die entscheidenden Dinge fehlten. Damals glaubte ich noch, das Glück käme durch andere und von außen. Insbesondere in der Beziehung kriselte es immer mehr, und ich hatte zunehmend das Gefühl, mit dieser Frau nicht glücklich werden zu können.

Ja, und dann war ja auch noch jene Angst da. Was kann es denn wohl sein? Eine Stelle meines Körpers ließ mich spüren, dass irgendetwas nicht in Ordnung war. Immer wieder

13

mal – und in letzter Zeit immer häufiger und immer stärker – bemerkte ich dieses Klopfen, Ziehen und Pulsieren im linken Hoden. Na ja, dachte ich mir. Vielleicht kommt es von dem vielen Sitzen. Und außerdem war ich ja schon beim Urologen. »Durchblutungsstörung« lautete die Diagnose. Und mit der neuen Salbe wurde es zwischendurch ja auch schon mal besser. Mal mehr, mal weniger. Also braucht es nur noch etwas Zeit, und die Beschwerden sind weg. Ich hatte die Probleme zwar schon seit Monaten, dachte mir aber, jetzt, wo ich mich wieder mehr bewegte, würde es schon besser werden. Was Schlimmeres wird es schon nicht sein. Bloß weg mit diesen Gedanken. Verdrängung war wieder einmal angesagt – wie schon so oft bei unangenehmen Angelegenheiten.

Du stehst jetzt auf den Skiern, und du hast jetzt Spaß. War das toll! Rasante Abfahrten, neue Techniken lernen und eine Gaudi beim Hüttenzauber. Danach ins Hotel. Ein heißes Bad. Die Entspannung. Das gute Essen. Die perfekte Beruhigung.

Doch in der Wanne wieder der ängstliche Griff zum Hoden: Wie fühlt er sich heute an? Wieder mal größer? Wieder mal härter? Fast so groß wie ein Hühnerei und die Oberfläche wie das Innere einer Walnuss. Ob das alles wirklich von Durchblutungsstörungen kommen kann? Zweifel kamen immer häufiger auf. Na ja, etwas Beruhigendes gab es noch: Am Montag, wenn ich zurück bin, habe ich den Routinetermin bei meinem Internisten. Dann stellt sich sicher heraus, dass es harmlos ist.

Darauf versteifte ich mich jedenfalls, um den Rest des Urlaubs auch noch genießen zu können. Genießen, und dann »... schaun mer mal«, so das Motto. Doch wie sollte ich genießen? »Pass auf«, »Mach das nicht«, »Sei leise«, »Die Krawatte passt nicht« und ähnliche Appelle waren meine ständigen Begleiter. Es kriselte massiv in unserer Beziehung. Sie hatte vor Jahren traumhaft begonnen und war lange Zeit stabil geblieben. Doch jetzt hatten wir einen Zustand erreicht, der mir immer mehr Schmerzen verursachte. Ich schluckte es einfach hinunter. Schließlich hatte ich ihr viel zu verdanken.

Welche Zusammenhänge zwischen diesen und vielen anderen Krisen in meinem bisherigen Leben und meiner Krebserkrankung bestanden, sollte ich jedoch erst lange Zeit später erfahren. So vergingen die restlichen Tage im Urlaub, und der lang ersehnte Montag mit dem Termin beim Internisten kam.

Den ganzen Tag hatte ich nur einen Gedanken. Wird schon werden. Hoffentlich ist es nichts Ernstes. Die Sache zog sich ja schon lange genug hin – lange genug, um auch andere Gedanken in mir zu wecken. Gelesen hatte ich in der Zwischenzeit auch einiges. Was kann ein verhärtetes Gewebe am Hoden sonst noch sein? Ein Gedanke, den ich allerdings sofort wieder verdrängte, kam immer wieder mal hoch: Ein Tumor, also Krebs, könnte es sein. Aber ich doch nicht! Krebs bekommen die, die zu viel rauchen, zu fett essen und so weiter. Viele andere, nur ich nicht. Und heute Abend stellt sich dann ja sowieso raus, dass ich recht habe. Das versuchte jedenfalls der Verstand dem Gefühl einzureden. Das wahre Gefühl war jedoch Angst, panische Angst. Und was ist, wenn doch? Wenn du wirklich Krebs hast? Wie geht es dann weiter?

Inzwischen hatte ich in den vielen Büchern genügend Bilder gesehen. Patienten nach der Chemotherapie oder Bestrahlung. Abgemagert, ohne Haare, ohne Augenbrauen und Wimpern, mit den blauen Bestrahlungsmarkierungen im Gesicht, der trockenen aufgeschorften Haut, gespaltenen wie abgekauten Fingernägeln. Damit wollte ich mich gar nicht erst befassen. Es wäre das Ende, das Ende aller Ziele und Träume gewesen. Also sagte der Verstand: Das kann nicht sein.

Nun gut. Es wurde Montagabend, und die Untersuchung beim Internisten war beendet. Zum Schluss die übliche Frage: »Gibt es sonst noch etwas?«

»Soll ich oder soll ich nicht?«, ging es mir durch den Kopf. Ich gab mir einen Ruck und schilderte ihm, was los war und wie es bisher behandelt wurde. Er tastete beide Hoden ab, die Leiste und einige Stellen an Hals und Schultern. Als ich mich angezogen hatte, saß ich ihm gegenüber.

»Ich bin mir nicht ganz sicher, was ich davon halten soll«, sagte er. »Am besten, Sie gehen jetzt gleich zu einem Kollegen. Er ist Urologe und auf solche Fälle spezialisiert. Ich rufe ihn gleich an, dann wartet er auf Sie.« Er griff zum Telefon.

In mir kamen wieder die Angst und Unsicherheit hoch. Wenn es doch Durchblutungsstörungen sind, wozu dann noch einen Spezialisten hinzuziehen?

Die urologische Praxis lag nicht weit entfernt in der Innenstadt, ich konnte zu Fuß hingehen. An all den Schaufenstern war ich schon oft vorbeigegangen. Doch ich sah diesmal den Jeansshop, die Buchhandlung, das Reformhaus und das Schickimickilokal nicht. Nur bei der großen Kirche wurde ich aufmerksam. Sofort hatte ich wieder das Bild vor mir, wie so oft bei einer Kirche: meine Mutter nach ihrem Tod, aufgebahrt in der Aussegnungshalle des kleinen Heimatdorfs.

Und dann wieder nur meine Fußspitzen auf dem Asphalt. Mir ging jetzt alles, was ich über Krebs gelesen hatte, noch mal durch den Kopf: Entstehung, Ursachen, Einflüsse, Therapien und einiges mehr. Erschreckt und ängstlich musste ich mir eingestehen, dass vieles über mögliche Wege zu einer Krebserkrankung auch auf meine Situation zutraf.

Mit gemischten, überwiegend aber ängstlichen Gefühlen betrat ich die Praxis des Urologen. Ein netter, älterer Herr, der auf mich wie ein väterlicher Freund wirkte, nahm mich in Empfang.

»Kommen Sie herein, ich weiß schon Bescheid.«

Er untersuchte mich gründlich und erklärte mir genau, was er machte. Er wirkte beruhigend auf mich. Ich fühlte mich in guten Händen, während er mir den Bauch abtastete, die

Lungen abhörte, den Hoden mit Ultraschall untersuchte und abschließend noch die Lymphknoten in der Leiste prüfte.

Als er die Gummihandschuhe abstreifte, sagte er: »Ich habe einen bestimmten Verdacht, möchte aber ganz sicher sein. In meiner Praxis arbeitet noch ein junger Kollege mit. Er soll sich das auch mal anschauen.«

Eine dritte Untersuchung – warum denn das? Schon wieder diese Angst. Der junge Kollege kam, untersuchte mich ebenfalls gründlich und machte den gleichen ruhigen Eindruck auf mich. Nach der Untersuchung schauten sich die beiden nachdenklich an, nickten sich gegenseitig zu und runzelten die Stirn.

»Sie können sich wieder anziehen. Wir sprechen dann gleich darüber.«

Mit weichen Knien zog ich mich an. Ich wusste, die Stunde der Wahrheit stand unmittelbar bevor.

Dann saß ich meinem »väterlichen Freund« in einem gemütlichen Sessel gegenüber. Er hatte ein kleines, aber sehr helles Besprechungszimmer. Sein Schreibtisch war ordentlich und aufgeräumt. Einige Grünpflanzen gaben dem Raum noch mehr Gemütlichkeit. Die Lampen an den Wänden spendeten ein warmes gelbes Licht. Von dem angebauten Glaserker aus konnte ich hinunter in die Fußgängerzone sehen. Die Menschen waren so klein und wuselten wie auf einem Ameisenhaufen geschäftig umher. Stimmengewirr drang zu uns herauf. Am Haus gegenüber leuchtete eine grelle Neonreklame. Ich holte tief Luft und bat ihn, mir die Wahrheit zu sagen.

Er schaute mich besänftigend an und sagte: »Was festzustellen ist, ist eine Geschwulst. Die genaue Art kann noch nicht bestimmt werden.«

Mir wurde bei seinen Worten abwechselnd heiß und kalt. Ich hatte genug gelesen, um zu wissen, was »Geschwulst« in diesem Fall bedeuten kann. Ich wollte Gewissheit haben.

»Es geht um Krebs?«, fragte ich ängstlich.

Er nickte nur. »Es kann allerdings auch eine gutartige Geschwulst sein. Wir wissen es noch nicht.« Dann kamen die Worte, die ich nie vergessen werde: »Die Chancen stehen achtzig zu zwanzig, allerdings gegen Sie. Um das genau festzustellen, müssen wir operieren. Und zwar sofort!«

Das Stimmengewirr aus der Fußgängerzone verstummte augenblicklich. Ich weiß nicht, wie lange ich brauchte, um wieder Luft holen und einigermaßen klar denken zu können. Seine Worte bedeuteten, dass meine bisherigen Pläne an einem seidenen Faden hingen. Konnte es tatsächlich sein, dass hier über meine Zukunft entschieden wird – in einer Arztpraxis in der Fußgängerzone? Er schaute gleich in seinem Terminplan nach, wann ein Bett in der Klinik frei sein würde. Als Belegarzt eines Krankenhauses würde er mich selbst operieren. Er nannte mir einen Termin, der mir nur noch wenig Zeit lassen würde. Dann stürmten plötzlich alle möglichen Gedanken auf mich ein. Ich und Krebs. Keine Zukunft mehr. Das Leben zu Ende. Was war mit meinen Plänen, Wünschen und Hoffnungen? Wo waren meine Ziele und Vorstellungen? Ein Abgrund tat sich auf, und ich hatte das Gefühl, in ein tiefes, schwarzes Loch zu stürzen, aus dem es kein Zurück mehr gibt.

Nach einer Weile, die mir wie eine Ewigkeit vorkam, meldeten sich mein Verstand und meine Kraft wieder: »Nachdem es schon so lange, wie sich jetzt herausstellt, fehlbehandelt worden ist, kommt es auf ein paar Tage nicht mehr an. Geben Sie mir eine Woche Zeit.«

Wir einigten uns auf einen Operationstermin: 23. März 1992, 7.00 Uhr. Wie in Trance fuhr ich nach Hause. Ich wusste jetzt genau, wie viel Zeit ich noch hatte. Ich und Krebs? Dabei ging es doch um eine Durchblutungsstörung. Unsagbare Wut kam in mir hoch. Wut auf den bisher behandelnden Arzt. Seit Monaten habe ich vielleicht Krebs in mir, und er behandelt auf Durchblutungsstörungen. Und wenn es jetzt zu spät ist? Wenn ich sterben muss, nur weil es nicht rechtzeitig erkannt worden ist?

Die Operation und die Gewissheit

Doch jetzt musste ich mich auf das konzentrieren, was kommen konnte. Wohnung putzen, Rechnungen bezahlen, Keller aufräumen und das Testament machen. Bei der Tragweite des möglichen Ergebnisses wollte ich verschiedene Angelegenheiten geregelt haben. Als stark vom Verstand geleiteter Mensch ging ich die Sache noch sehr rational an. Wobei mein Verstand jedoch völlig versagte, das waren die Ängste, die jetzt aufkamen. Angst davor: Was ist, wenn die 80 Prozent der Chancen zutreffen? Was wird sein bei einer Chemotherapie? Wirst du auch kotzen, Haare verlieren und so weiter? Ich war unfähig, damit umzugehen. Ein Gedanke herrschte dennoch vor: »Jetzt ist es ohnehin schon egal.«

Inzwischen hatte ich auch schon den ersten Termin für eine Computertomographie. Die Aufnahmen sollten die genaue Lage und Größe des Tumors anzeigen, denn die Operation musste so genau wie möglich durchgeführt werden. Allein am Vormittag nüchtern zum Termin zu erscheinen war bereits eine zusätzliche Belastung. Als ich dann auch noch das Kontrastmittel in kleinen Schlucken über zwei Stunden verteilt trinken sollte, war mir das fast zu viel. Was ich später noch alles aushalten würde, wusste ich zu dem Zeitpunkt noch nicht.

Endlich war es so weit. Ich lag auf dem Rücken und wurde durch den großen Ring des CT-Geräts geschoben, bis mein Bauchnabel unter dem Untersuchungsstrahl lag. An der Decke sah ich dunkle Spritzer von irgendeiner Flüssigkeit. Ein Anblick, der mir nicht gerade Mut machte. Dann ging's los. Ein abwechselnd rot und grün blinkendes Licht über mir zeigte den Atemrhythmus an. Zusätzlich ertönte eine monotone Stimme vom Band. Grünes Licht: einatmen. Rotes Licht: nicht atmen. Grünes Licht: weiteratmen. Während der Phase des Atemanhaltens rumorte es in dem großen Ring des Geräts.

Der Strahler lief einmal um mich herum und hatte wieder ein Schnittbild von mir aufgezeichnet. So hörte ich passend zu den Blinklichtern die Stimme zigmal. Grünes Licht: einatmen. Rotes Licht: nicht atmen. Grünes Licht: weiteratmen. Bis mein Körper vom Bauch bis zu den Oberschenkeln scheibchenweise in Millimeterabständen abgelichtet war. Was für ein Gefühl, als ich wieder normal atmen konnte!

Später bekam ich die Aufnahmen in die Hand gedrückt. Neugierig schaute ich sie mir an. Erkennen konnte ich natürlich nicht viel. Merkwürdig war es schon, die Stelle meines Körpers so zu sehen, von der meine Zukunft abhing, die ich vielleicht gar nicht mehr hatte. Doch mir war klar, dass es kein Zurück mehr gab. Die Operation musste sein, um Klarheit zu schaffen. Ich hatte schon genug kostbare Zeit verloren.

Was ging mir in der letzten Nacht alles durch den Kopf: Krebs, Angst, Chancen achtzig zu zwanzig, weitere Operationen, der Urlaub. Jetzt, wo das Skifahren endlich klappte, sollte es vielleicht schon das letzte Mal gewesen sein? Was war mit meinen Plänen für die Zukunft? Mit meinen Kindern hatte ich noch so viel vor. Statt Urlaub in der Sonne im Krankenhaus liegen? Werde ich überhaupt damit fertig? Die mitleidigen Blicke bei denen, die von der Operation wussten. Bei einigen spürte ich deutlich, dass sie keine Hoffnung mehr für mich hatten. Jeder versuchte zwar, mir Mut zu machen, doch keiner konnte wirklich mitfühlen. Woher auch? Es war ja selbst für mich als Betroffener ein großer Unterschied zwischen der Ungewissheit einer Diagnose und der tatsächlichen Gewissheit, Krebs zu haben.

Am Nachmittag vor der Operation fuhr ich in die Klinik. Was ich dazu brauchte, passte in einen kleinen Koffer. Was ich danach vielleicht noch brauchte, war ohnehin ungewiss. Ich erinnere mich noch an das große, helle Zimmer mit Blick auf den Park. Die Bäume fingen an zu blühen. Es sollte Frühling werden. Von Frühlingsgefühlen war ich jedoch weit entfernt. Ich fühlte mich leer, einsam und allein. Keiner kann nachempfinden, wie es dir jetzt geht, so glaubte ich. Gedanken an mein bisheriges Leben und den jetzigen Stand. Nichts war in Harmonie: die Durststrecke nach der Scheidung halbwegs überstanden, ein berufliches Ziel erreicht und in Gefahr, eine Beziehung mit unnützen Streitereien im Auflösungsprozess – und jetzt auch noch die Gesundheit ruiniert. Wozu habe ich alle bisherigen Belastungen eigentlich ausgehalten?

Am Abend kam der Anästhesist und klärte mich mit einem schlauen Merkblatt über die Risiken der Operation auf. Wichtig war ihm die Unterschrift, so als würde es um eine umfangreiche Zahnbehandlung gehen. Mir war zu dem Zeitpunkt jedoch auch das schon egal. Ich unterschrieb, ohne genau gehört zu haben, was er mir sagte. Denn für mich war klar: Morgen geht's um Krebs und somit um dein Leben. Die Nachtschwester gab mir dann das Richtige. Das »leichte Beruhigungsmittel« versetzte mich in Tiefschlaf.

Am nächsten Tag in der Früh um fünf Uhr ging's dann los. Blutdruck messen. Blutdruck normal. Puls normal. Uhr und Schmuck ablegen. Das Operationshemd war schneeweiß. Ich brauchte nur vorn in die Ärmel zu schlüpfen, es wurde dann hinten zugebunden. Mein Galgenhumor meldete sich. Ist das vielleicht die Vorstufe zum Engel? Wenn die Operation schiefgeht, bekommst du nur noch die Flügel angesetzt.

Noch mal eine Beruhigungsspritze. Dann kam der Pfleger, um mich »da unten« zu rasieren. Er ließ kein Haar zwischen meinem Bauchnabel und den Oberschenkeln aus. Nach dem Bepinseln mit der leicht rötlichen Desinfektionslösung sah der Bereich zwischen den Beinen aus wie der Hals einer frisch gerupften Weihnachtsgans. Das war damals für lange Zeit das Letzte, worüber ich gelacht habe.

Danach rollte man mich mit dem Bett aus dem Zimmer: Richtung Fahrstuhl, in den Keller zu den Operationssälen. Ich wurde durch die Spritzen immer benommener. Im Vorraum des Operationssaals sah ich ihn wieder, meinen »väterlichen Freund«, den Urologen, der mich untersucht hatte. Er tätschelte mir noch mal die Hand und sagte: »Wird schon werden.«

Meine Erinnerung endet an der Stelle, als ich auf einen kalten, schmalen und harten Operationstisch gelegt wurde. Ich glitt immer tiefer in die Bewusstlosigkeit. Dann kam die erlösende Dunkelheit.

War ich das, was ich da fühlte? Lebte ich noch? Wo war ich? Was war los? Oder war ich schon hinüber? Hatte ich es geschafft? Komisch, ich fing an zu denken und wahrzunehmen. Also musste ich noch leben. Dann gewahrte ich es langsam: Krankenhaus. Operation. Es war überall dunkel. Im Zimmer, draußen im Park und in meinem Kopf. Mitten in der Nacht.

Irgendwann dämmerte es wieder, und auch mein Kopf wurde klarer. Krebs, schoss es mir wieder in den Sinn. Hast du's oder hast du's nicht? Angst und Panik erfüllten mich. Innerhalb der nächsten Sekunden konnte ich mir Gewissheit verschaffen. Ich hatte vor der Operation gefragt, wie ich denn das Ergebnis erfahren würde.

Ganz einfach sollte es sein: »Wir schneiden die Leiste auf, ziehen den linken Hoden hoch und entnehmen etwas Gewebe. Dann machen wir einen sogenannten Schnellschnitt mit einem sofortigen histologischen Befund. Ist er positiv, entfernen wir das schadhafte Gewebe und machen wieder zu. Der Hoden bleibt dann erhalten. Ist der Befund negativ, also Krebs, entfernen wir den Hoden ganz und untersuchen auch das Lymphgewebe in den Oberschenkeln, im Rücken und im Bauchraum. Wenn Sie also wach werden, brauchen Sie nur zu tasten, ob der Hoden noch da ist oder nicht. Dann wissen Sie sofort Bescheid.«

Richtig, erinnerte ich mich. Bloß tasten. Doch so einfach war es nicht. Dieser Griff zwischen meine Beine würde für mich mein Schicksal besiegeln. Ich pendelte zwischen Angst vor dem Ergebnis und dem Wunsch nach Gewissheit. Nach einiger Zeit raffte ich allen Mut zusammen und tastete mich langsam mit der linken Hand nach unten. Zentimeter für Zentimeter kam ich der alles entscheidenden Stelle näher. Der linke Hoden fehlte. Krebs. Ich habe Krebs. Es wurde wieder dunkel um mich herum.

An den nächsten Morgen, ans Hellwerden, an Sonnenschein wollte ich nicht denken. Wozu auch? Doch ob ich wollte oder nicht, die Sonne ging auf, und es wurde Tag. Mein erster Tag mit dem Bewusstsein: Ich habe Krebs. Die Krankenschwestern waren wohl über den Befund unterrichtet. Die sonst übliche Frage – »Wie geht es denn?« – wurde jedenfalls nicht gestellt. Ich war froh darüber, denn welche Antwort hätte ich geben können? Ich döste und dämmerte den ganzen Tag vor mich hin. Am Nachmittag merkte ich, dass ich wenigstens meinen Humor noch hatte. Denn als die Schwester meinen Stützstrumpf zurechtzog mit der Bemerkung: »Wir wollen doch nicht, dass Sie eine Thrombose bekommen«, konnte ich nur lachen. Was spielte das noch für eine Rolle?

An meine Gedanken und Gefühle des ersten Tages kann ich mich nicht mehr erinnern. Ich habe wohl nur dagelegen und trübe vor mich hin gestarrt. Offenbar wirkte das Narkosemittel noch nach; und die Tabletten, die ich bekam, taten das Übrige. Die zweite Nacht verging dank der starken Schlafmittel für mich gedanken- und traumlos. Auch danach ging die Sonne wieder auf, und es wurde hell in meinem Zimmer. Es gab einen neuen Tag. Auch für mich. Dabei wollte ich doch gar keinen mehr. Wozu auch? Die Frage »Warum?«, die ich mir vor der Operation immer wieder gestellt hatte, wurde jetzt durch die Frage »Wozu noch?« ersetzt. Bei allem, was kam und geschah: »Wozu noch?« Essen, trinken, bewegen: »Wozu noch?«

Die Schwestern waren sehr fürsorglich und versuchten mich sogar aufzuheitern: »Heute Nachmittag machen wir dann den ersten Spaziergang.« Wenn schon mein Lebenswille nicht groß war, so sollte doch wenigstens mein Kreislauf in Schwung kommen. Ein sinnloser Versuch. Ich wollte ja nicht mal den Arm heben, geschweige denn aufstehen.

Am Nachmittag kam dann ein Pfleger, ein Kerl wie ein Schrank – so groß und so breit. Er kommandierte: »Sie stehen jetzt auf. Ihr Kreislauf muss angeregt werden.« Er stellte sich neben mich ans Bett, nahm meinen Arm über seine Schulter und zog mich hoch. Von den Schmerzen, die mir die frische Narbe bereitete, mal abgesehen, fehlten mir die Lust und der Sinn fürs Aufstehen.

Ich ließ mich also kraftlos an ihm hängen und stammelte: »Lass mich, ich will nicht.«

Er merkte dann, dass es keinen Sinn hatte, und ließ mich wieder zurückfallen. Trotzig, weil sein Versuch keinen Erfolg hatte, meinte er einschüchternd: »Dann ruf ich eben den Arzt an.«

»Mir doch egal«, lautete meine Antwort, und ich war froh, dass ich wieder meine Ruhe hatte. Ich weiß nicht, was der Arzt ihm am Telefon erzählt hatte. Jedenfalls kam der Pfleger am Abend wie verwandelt wieder zu mir. Er schüttelte mein Kopfkissen aus, sah nach meinen Stützstrümpfen und wünschte mir mit freundlicher Stimme eine gute Nacht.

An einem der nächsten Tage kam dann eine junge, ausgesprochen hübsche Krankenschwester, die ich bisher noch nicht gesehen hatte. Sie machte instinktiv das Richtige. Sie tat so, als sei ich hier in einem Urlaubshotel. Sie kam fröhlich herein, sagte: »Hallo, ich bin die Neue. Jetzt gibt's frischen Schwung.« Schon waren die Fenster weit offen, und es wurde kräftig gelüftet. »Wir lassen jetzt den Frühling herein, und gleich gehn wir beide ein bisschen spazieren.«

Unter anderen Umständen hätte ich die Art, wie sie es sagte und mir dabei zuzwinkerte, als faustdicken Flirt angesehen. In diesem Moment kam mir jedenfalls zum ersten Mal wieder der Gedanke, dass das Leben für alle weitergeht, ob ich das nun will oder nicht. Und es bietet auch mit Krebs offensichtlich schöne Momente.

Sie kam lächelnd an mein Bett, hielt mich sanft, aber kräftig genug am Arm, bis ich neben meinem Bett stehen konnte. Ich hatte zwar noch weiche Knie, aber sie legte meinen Arm um ihre schlanke Hüfte, und wir machten die ersten Schritte bis zum Fenster. Die tiefen Atemzüge, zu denen sie mich aufforderte, taten gut. Als ich dann wieder in meinem inzwischen frisch bezogenen Bett lag, dachte ich: »Donnerwetter, du hast Krebs, und doch gibt es Dinge, die dir gefallen.« Eine eigenartige Erfahrung in diesem Moment.

Beim Verlassen des Zimmers lächelte sie mir noch einmal zu und motivierte mich für einen weiteren Spaziergang am nächsten Tag. Somit verspürte ich zum ersten Mal wieder so etwas wie Freude auf das Kommende. Es war, als würde vor meinem düsteren Horizont eine kleine rosa Wolke aufziehen. Gleichzeitig kamen mir aber auch die anderen, dunklen Wolken zu Bewusstsein. Zukunft – was ist das noch? Berufliche Pläne – wozu? Und dann noch die Partnerschaft, die ohnehin schon problematisch genug war, die Ungewissheit hinsichtlich der weiteren Krebsbehandlung, die Auswirkungen auf mein restliches Leben.

Ganz gleich, welche Wolken ich sah und wie groß und dunkel sie waren, eins stand fest: Das Leben ging weiter. Und erfreulicherweise gab es ja auch das erste kleine rosa Wölkchen in Person der netten Schwester.

Als nach einigen Tagen die Wirkung der Narkose und der Schlafmittel nachließ, wurden auch meine Gedanken klarer. Mein Verstand ging noch mal durch, was ich über Krebs gelesen hatte. Krebs-Anschlussbehandlungs-Chemotherapie, Bestrahlung. Erbrechen. Haarausfall. Hautveränderungen. Toupet, Rehabilitationsmaßnahmen, Umschulung, Schwerbehindertengesetz, vorzeitige Rente. Ganz gleich, welchen Aspekt der Verstand auch hervorkramte, ein Gefühl kam immer hoch: Angst, panische Angst vor der Zukunft. Die grauen Wolken verdichteten sich zu einem rabenschwarzen Horizont ohne jeglichen Silberstreif.

Angst vor der Zukunft? Konnte ich denn sicher sein, überhaupt eine zu haben? Also war es wohl mehr die Angst vor dem Tod. Zu sterben, bevor ich richtig gelebt hatte. Es gab so viele Erinnerungen an Momente, die ich gern anders erlebt hätte und die mich quälten. Die Kindheit mit unnützen Schlägen, dem Gefühl, nicht gut genug zu sein, häufigem Alleinsein und Zurückweisungen. Eine Lehrzeit in einem Beruf, den der Vater ausgewählt hatte und der mir anfangs bei dem cholerischen Lehrmeister auch keinen Spaß machte. Die Flucht aus dem Elternhaus in eine viel zu frühe Ehe, die durch die schnelle Geburt der Kinder überfordert war. Die damit verbundenen finanziellen Probleme. Die Streitereien, die Trennung und die anschließende Scheidung. Wieder allein sein. Doch das Leben ging weiter und stellte mich vor Prüfungen.

Dass dies alles Lektionen waren und mich mein Weg zwangsläufig zu jenen harten Prüfungen führen musste, erkannte ich erst sehr viel später. Heute sehe ich sie als die wertvollsten Momente in meinem Leben an und bin dankbar dafür.

Mit einem »Na, das wird schon werden« von Seiten der Ärzte wurde ich aus der Klinik entlassen. »Bevor wir eine Entscheidung über eine Chemotherapie treffen können, müssen wir erst die Wundheilung abwarten.« Ausschlaggebend dafür war ein bestimmter Wert im Blut, der sogenannte Tumormarker. Bei Überschreiten des Grenzwerts würde mit einer Chemotherapie begonnen.

Das Leben neu entdecken

Ich lag also zu Hause herum, ließ die Wunde heilen und hatte viel Zeit zum Nachdenken. Ich machte mir Gedanken darüber, wie mein Leben künftig aussehen sollte, wenn es denn weiterginge. Dass sich einiges gravierend ändern müsste, spürte ich sofort. So manches empfand ich nur noch als Druck und Fessel. Je mehr ich mich mit meiner Krankheit auseinandersetzte, umso mehr stellte ich fest, wie sich mein innerstes »Wertesystem« veränderte. Manche Menschen, mit denen ich vorher gern zusammen war, wollte ich jetzt nicht mehr sehen. Diskussionen, an denen ich mich früher rege beteiligt hatte, kamen mir jetzt banal und unwichtig vor. Für mich war es keine wichtige Frage mehr, ob es besser ist, sich zu einem neuen Cabrio auch gleich ein Hardtop zu kaufen oder nicht. Was ich immer dringlicher wollte, das war meine Ruhe. Die Ruhe, die ich brauchte, um jetzt wieder zu mir selbst zu finden. Oder mich überhaupt erst mal zu finden. Ich war ratlos, ängstlich, allein und panisch aggressiv. So war es für alle Beteiligten ein Leichtes, mit der Distanz zu leben, die ich mir schaffte.

Ich konnte schließlich die ersten Spaziergänge machen. Die Stadt kam mir fremd vor. Am liebsten ging ich auf den wunderschönen Friedhöfen spazieren, die ich gleich vor der Haustür hatte. Die Ruhe, das Gefühl: »Wer hier liegt, hat es geschafft.« Keiner sprach laut. Ich musste mich mit niemandem unterhalten. Es war wie eine stille Oase in der lautstarken Wüste für mich. Stundenlang konnte ich auf einer Bank sitzen, in die Baumkronen schauen, und ich war ganz überrascht, als ich feststellte, wie viele verschiedene Grüntöne ein Baum im Frühling haben kann. Das musste völlig neu in der Natur sein. Früher hatte ich so etwas noch nie gesehen. Jetzt war ich jedenfalls fasziniert und konnte gar nicht genug davon bekommen. Wenigstens die Zeit, die mir noch bleiben würde, wollte ich bewusster wahrnehmen. Spüren, wie sich eine Wiese anfühlt, die frische Erde, ein Stein in der Sonne, das klare Wasser im Bach. Komisch, war dieser kunstvoll geschnitzte Erker schon immer an jenem Haus? Aufgefallen war er mir noch nie. Dabei bin ich hier schon Hunderte Male vorbeigegangen. Was musste ein Stück Holz, das seit dem Mittelalter dort hing, schon alles miterlebt haben?

Doch dann wieder die Gedanken: Was soll das Ganze? Wozu noch? Es spielt jetzt ja auch keine Rolle mehr. Du kennst ja die Überlebensquote und die Zeit, die noch bleibt. Bei den Kontrolluntersuchungen zur Wundheilung machte mir der Arzt, mein »väterlicher Freund«, immer wieder Mut. Nach dem Entfernen der Klammern freute ich mich über die saubere Narbe. Wenigstens etwas Positives. Der Termin für die erste Untersuchung und somit für die Entscheidung über eine Chemotherapie rückte unaufhaltsam näher. Am Abend vorher nichts mehr essen und früh nüchtern erscheinen, so lautete die Anweisung. Das war noch das Einfachste. Doch mein Schädel brummte. So viele Gedanken und Gefühle. Als rational orientierter Typus war es für mich einfach, ein technisches Problem zu lösen. Doch wie gehe ich mit diesen Gefühlen, der panischen Angst, um? Noch dazu allein?

Die Standarddisziplin: Warten

Nach jener schlaflosen Nacht ging ich in die Klinik. Das Gebäude der Onkologie war ein strahlender Neubau inmitten eines großen alten Krankenhauskomplexes. Die Eingangshalle war geräumig und freundlich. Leuchtende Farben sollten für Aufmunterung sorgen. Die Blumen dufteten, und der beeindruckende schwarze Flügel stand einladend in der Mitte.

Es war so weit. Zuerst zur Anmeldung. Ich wurde freundlich und fürsorglich empfangen. Zuerst kam die Blutentnahme. Mehrere Stühle waren durch graue Vorhänge voneinander getrennt. Im Sitzen konnte ich durch eine Glasscheibe die Betriebsamkeit der Schwestern beobachten. Es wurden Papiere sortiert, Fragen geklärt, Reihenfolgen festgelegt und Patientenmappen zusammengestellt. Die Dicke der Mappen zeigte den Umfang der vorangegangenen Behandlungen an. Meine bestand bisher aus einem einzigen Blatt; und ich fragte mich, wie dick sie wohl noch werden würde. Die Tatsache, dass es auch dicke Mappen gab, tröstete mich nur wenig. Sie musste ja nicht gleichbedeutend sein mit einem langen Leben. Es konnte ebenso gut nur die Aufzeichnung eines langen Leidenswegs sein.

Auf einer thekenähnlichen Ablage waren in vielen Plastikbechern die Röhrchen für die Blutentnahme vorbereitet. Es wurde vor der Blutentnahme verglichen, ob die Daten des Etiketts mit den persönlichen Daten der Patienten übereinstimmten. Mit meinen kräftigen Venen bereitete ich der Schwester eine Freude. Das Blut lief gleich in einem starken roten Strahl in die einzelnen Röhrchen. Es gab welche mit roten, grünen, orangefarbenen und blauen Stöpseln. Eins davon, wusste ich ja, wird den Wert anzeigen, der über die Chemotherapie entscheidet.

Im Nebenraum wurden wohl die Infusionen für die Chemotherapie gemacht, wie ich vernehmen konnte. Ab und zu kam ein Patient herein, der auffallend aussah. Die Glatze unter einer Mütze versteckt, ohne Augenbrauen und Wimpern. Die Chemo musste noch belastender sein, als ich mir das vorgestellt hatte; denn die meisten gingen sehr geschwächt und schlichen langsam dahin. In diesen Gesichtern war sicher lange kein Lächeln mehr gewesen.

Nach der Blutentnahme bekam auch ich meine Mappe mit den Anforderungsscheinen der weiteren Untersuchungen, und mir wurde erklärt, wie ich zum Ultraschall finde. Dort wieder warten. Ich wurde endlich aufgerufen und machte mich in einer kleinen Kabine frei. Im Untersuchungsraum war es dunkel. Nur vom Bildschirm des Geräts ging ein nervöses Flimmern durch den Raum. Eine ausgesprochen nette Schwester erklärte mir den Untersuchungsablauf. Als sie mir das vorgewärmte Gleitmittel für den Tastkopf auf den Bauch spritzte, erinnerte ich mich an den Moment, als ich zum ersten Mal meinen Sohn auf dem Bildschirm bei der Ultraschalluntersuchung gesehen hatte. Es lagen Welten zwischen dem damaligen Glücksgefühl und meinen jetzigen Empfindungen. Arme hoch, Luft anhalten, und los ging's.

Ein junger Arzt führte die Untersuchung durch. Er hatte keinerlei Gefühl für Patienten, denn er redete ununterbrochen mit einer Kollegin über seine Wochenenderlebnisse. Die nette Schwester verdrehte auch schon die Augen. Zweck der Untersuchung war es, eventuell vorhandene Metastasen sichtbar zu machen, um die anschließende Behandlung ganz gezielt auf meinen Zustand abstimmen zu können. Doch auch diese Untersuchung war irgendwann einmal zu Ende. Im Vorraum wartete ich auf den Befund.

Anschließend war das Röntgen dran. Bis ich an der Reihe war, schaute ich mir den Befund des Ultraschalls an. Auf dem Sono-Foto konnte ich nichts erkennen. Von dem Text verstand ich bloß »luftüberlagert, schwer einsehbar« und ein medizinisches Fremdwort mit dem Zusatz: »Metastasen«. Bei dem Begriff »Metastasen« bekam ich schon wieder Angst.

Als Nächstes war die Röntgenuntersuchung dran. Auf dem Weg dorthin, der quer durch die ganze Klinik führte, sah ich viele Patienten auf den langen Gängen sitzen oder in den Betten liegen. Oft waren ihre »Schäden« deutlich sichtbar. Was mir auffiel, war der gleiche Gesichtsausdruck bei allen. Sie schienen sich zu fragen: »Warum ich?« Als Kontrast dazu die Ärzte, Schwestern und Helfer, die oft frohgelaunt dazwischen

herliefen. Manche unterhielten sich auch über ihre Freizeit-
erlebnisse.

In der Röntgenstation warteten die Patienten aufgereiht auf
dem Gang. Ich wurde wie am Fließband abgefertigt. Zum Röntgen selbst dann wieder: Oberkörper frei. Als mir die Schwester
den Bleigürtel um die Hüfte legte, kam mir erneut die Frage
»Wozu noch?« in den Sinn. Doch sie konnte ja nicht wissen,
wer jeweils mit welchem Leiden vor ihr stand.

»Hinstellen, Arme hoch, Luft anhalten, weiteratmen, umdrehen, Arme hoch, Luft anhalten, weiteratmen, anziehen, draußen warten, der Nächste bitte« – das alles im Kasernenhofton
einer lustlosen und überlasteten Schwester.

Nach den Aufnahmen kam die Standarddisziplin – das Warten. Jeder bekam seine Röntgenbilder mit und sollte sich auf
seiner Station zurückmelden. Es war inzwischen weit nach
Mittag, und mein Magen knurrte. Seit über 24 Stunden hatte
ich nichts mehr gegessen und getrunken.

Mein Untersuchungsparcours war beendet, und ich meldete mich bei der Onkologie zurück. Im Warteraum stand ein
Servierwagen mit Kaffee. Eine Spende des Vereins Hilfe für
Krebskranke e. V. Selten hat mir ein Kaffee so gut geschmeckt.
Hier saßen jetzt alle beisammen. Alle, die ihre Untersuchungen
beendet hatten und auf das Gespräch mit dem Arzt warteten.
Es waren solche, die wie ich zum ersten Mal die Tortur durch-
laufen hatten, aber ebenso einige »alte Hasen«. Diese vertrie-
ben sich die Zeit mit Unterhaltungen über die Wirkungen der
verschiedenen Chemotherapiemittel bei sich und anderen auf
der Station. Ich bekam vom Zuhören schon eine Gänsehaut,
und meine Angst wurde nur noch größer. Andere lenkten sich
durch Lesen ab oder stierten einfach Löcher in die Luft. Es waren auch einige Paare da, bei denen jeweils einer krebskrank
war. Sie schwiegen, meist verloren in schweren Gedanken, vor
sich hin. Selten drückte mal eine Hand die des Partners, um zu
zeigen: Ich bin bei dir. Genauso wurden viele Tränen still ge-

weint, und manch einer wischte sich verstohlen die Wange ab. Irgendwann wurde jeder zum Gespräch bei dem zuständigen Arzt aufgerufen.

Die Ergebnisse der Gespräche waren allen anzusehen. Entweder zogen sie erleichtert oder noch geknickter als vorher von dannen. Zwischendurch rollte mal eine Schwester einen frisch mit der Chemotherapie behandelten jungen Mann in einem Rollstuhl über den Flur. Bei diesem Anblick wurde jedem deutlich, was die Diagnose Krebs bedeuten kann. Selbst die Grünpflanzen, die im Wartebereich aufgestellt waren, hatten einen kümmerlichen Wuchs. Die ängstliche Ausstrahlung der Menschen in diesem Umfeld machte wohl auch ihnen zu schaffen.

Dann, endlich: »Herr Heuper, bitte.« So wurde ich zur Untersuchung und Besprechung zum leitenden Oberarzt gerufen.

»Machen Sie bitte den Oberkörper frei.«

Er hörte und tastete mich ab, stellte mir ein paar Fragen, und ich konnte mich wieder anziehen. Ich zitterte am ganzen Leib, denn mir war klar, jetzt fällt die Entscheidung.

»Den Umständen entsprechend gut«, sagte der Arzt. Für mich also absolut nichtssagend.

»Was ist mit der Chemotherapie?«, wollte ich doch in Erfahrung bringen.

Und prompt kam die Antwort: »Wie Sie wissen, hängt es von dem Tumormarker ab, dem AFP-Wert im Blut. Der Grenzwert liegt bei 10. Darüber machen wir eine Chemo, darunter nicht. Wir müssen jedoch bis morgen warten, bis Ihre Laborwerte vorliegen. Kommen Sie morgen um 14.00 Uhr noch mal vorbei.«

Der Arzt stellte mir noch meinen Krebsnachsorgekalender aus. Meinen ersten Kalender. Es war Platz für 29 Untersuchungen und auf der vierten Seite ein Hinweis, der wievielte Kalender es war. Es waren sieben Felder für Stempel in weiteren Kalendern vorgesehen, also insgesamt rund 200 Untersuchungen. 200-

mal warten, Nervenanspannung, Ungewissheit und Angst. Ich bekam schon wieder weiche Knie und war der Ohnmacht nahe. Ein weiteres Mal warten. Jetzt, wo die Zeit des Lebens so kostbar geworden war. Angst und Ungewissheit begleiteten mich durch die kommenden 24 Stunden. Meine Nerven waren aufs äußerste gespannt.

Dann: »Ihr Wert liegt bei 10,6. Eigentlich müssten wir jetzt mit der Chemotherapie anfangen. Es kann aber auch noch eine Beeinträchtigung durch die Wundheilung vorliegen. Wenn wir jetzt eine Chemo machen, kann es sein, dass wir mit Kanonen auf Spatzen schießen. Wir wollen ganz sicher sein, bevor wir uns entscheiden. In einer Woche machen wir noch mal eine Untersuchung.«

Ob ein Arzt jemals nachempfinden kann, was er mit solchen Aussagen bei einem Patienten auslöst? Aber immerhin war es eine geschenkte Woche. Denn keine Entscheidung, das bedeutete auch keine Chemotherapie – mit all ihren Folgen. Eine neue Woche zum Leben und Wahrnehmen mit neuem Bewusstsein. Genauso aber auch eine Woche mit Angstzuständen, Wutausbrüchen aus Hilflosigkeit und Streitereien in der Partnerschaft.

Dann die zweite Untersuchung. Anmelden, warten, Blutentnahme, warten, Ultraschall, warten, Röntgen, warten. Diese endlos scheinende Warterei zehrte zusätzlich an den Nerven. Der Befund war der gleiche wie eine Woche vorher. »Den Umständen entsprechend. Auf den Blutwert müssen wir bis morgen warten. Kommen Sie um 14.00 Uhr wieder.«

Meine Nerven glichen einem zum Reißen gespannten Seil, bei dem sich die ersten Fasern bereits unter der Spannung lösen. Ich glaubte jetzt, die letzten 24 Stunden meines Lebens hätten begonnen. Denn am folgenden Tag würde der zweite Wert vorliegen und die Entscheidung fallen. Über die Reichweite der Folgen einer Chemotherapie machte ich mir inzwischen keine Illusionen mehr. Mittlerweile hatte ich auf der Station schon genug gesehen. Krebspatienten während der Chemotherapie. Abgemagert, ohne Haare, ohne Augenbrauen und Wimpern, mit aufgeschorfter Haut, mit gebrochenen Fingernägeln und den stumpfen, matten und milchigen Augen. Das alles konnte mir bevorstehen. Mit diesem Bewusstsein ging ich am nächsten Tag hin, um meinen Blutwert zu erfahren.

»Diesmal liegt Ihr Wert bei 9,6. Einmal knapp drüber, einmal knapp drunter. Das kann keine Grundlage für eine Entscheidung sein. Jetzt mit einer Chemo zu beginnen wäre vielleicht übertrieben. Wir wollen lieber auf Nummer sicher gehen. Wir machen in einer Woche noch mal eine Untersuchung.«

Wieder eine Woche. Eine Zeit, die mir eine höhere Macht geschenkt hatte. Eine erneute Prüfung, wie ich mit der Zeit umgehen würde? Lernte ich aus meinen Aufgaben? Kam ich wirklich zu einem neuen Bewusstsein, das Gesundheit bedeuten würde? Fragen, von denen ich erst jetzt weiß, dass sie mir damals gestellt wurden. Warum läuft das alles bei mir so ab? Wer hat die Fäden meines Schicksals in der Hand? Habe ich nicht schon genug in meinem Leben durchgemacht? Warum gibt es denn nicht endlich eine Entscheidung? Warum sagt mir niemand, was wirklich mit mir los ist und wie lange ich noch zu leben habe? Mit Tatsachen kann ich besser umgehen als mit der quälenden Ungewissheit. Doch gleichzeitig die Angst vor einer Antwort, denn wie ich darauf reagieren würde, wenn mir der Arzt sagte, ich hätte nur noch drei Monate zu leben, wusste ich auch nicht. Andererseits hätte mich eine klare Antwort von allem erlöst, was mich bedrückte. Ein ständiges Hin und Her zwischen Angst, Zuversicht, Panik und Hoffnung.

Während der Woche stieg meine Nervenanspannung weiter an. Ich war erstaunt, welche Belastungen ich aushalten konnte. Es kam der Tag der Untersuchung mit den bekannten Abläufen. Anmelden, warten, Blutentnahme, warten, Ultraschall, warten, Röntgen, warten.

»Sie kennen es ja schon. Alles ist den Umständen entsprechend gut. Auf die Werte müssen wir wieder bis morgen warten. Eine Änderung gibt es jedoch. Wir brauchen die Betten hier auf der Station für schlimmere Fälle und entlassen Sie erst einmal aus der Klinik nach Hause. Sie kommen dann nächste Woche ambulant wieder zur Untersuchung. Am Tag nach der Untersuchung rufen Sie wegen der Laborwerte einfach an. Wenn der Wert schlecht ist, bestellen wir Sie für den nächsten Tag wieder hierher ein und beginnen mit der Chemotherapie.«

Die Frage nach meiner Lebenserwartung wurde auch diesmal nicht beantwortet. Die Tage zu Hause in meiner gewohnten Umgebung waren schon etwas seltsam. Es war wie ein Geschenk, wie eine vorübergehende Leihgabe; denn mir war klar, wenn die Werte schlecht wären, käme die Chemotherapie mit ungewissem Ausgang. Es verstärkte sich in mir jedoch immer mehr der Eindruck, dass die ganzen vagen Antworten und dieses Hinhalten vielleicht auch einen ganz anderen Hintergrund haben könnten. Möglicherweise habe ich ja gar nicht mehr lange zu leben, die Ärzte wollen es mir nur nicht sagen. Je stärker dieser Gedanke ins Bewusstsein kam, umso deutlicher wurde die Gänsehaut spürbar, die er bei mir auslöste. So unangenehm, wie diese Vorstellung war, so stark funktionierte auch mein Verdrängungsmechanismus; und ich versuchte, die geschenkte Zeit zu genießen.

Es folgte dann, wie vereinbart, die erneute Untersuchung, und nach einer schlaflosen Nacht mit quälenden Gedanken und Sorgen um das Ergebnis der Laborwerte stand er erst einen Tag später fest. Also rief ich am nächsten Tag um die vereinbarte Zeit an.

»10,4. Also wieder darüber. Wir können daraus noch nichts Konkretes ableiten, machen also nächste Woche noch mal eine Untersuchung.«

Das Wechselbad der Gefühle ging weiter. Auf der einen Seite wieder die Freude über diese geschenkten Tage und andererseits der quälende Gedanke: »Wie lange habe ich denn noch?«

Vieles, was mir früher wichtig war, hatte jetzt keine Bedeutung mehr für mich. Dafür gewann anderes eine höhere Priorität. Ich merkte, wie ich mich veränderte. Dies wiederum rief Unverständnis bei meinen Mitmenschen hervor, die meinen Wandel nicht nachvollziehen konnten. Dafür ging das alles bei mir zu tief.

Die Ergebnisse bei den Untersuchungen waren immer gleich: »... den Umständen entsprechend gut.« Der Wert war mal knapp über der Grenze, mal knapp drunter. Wir hatten inzwischen vereinbart, dass ich angerufen würde, falls bei den Blutwerten etwas Außergewöhnliches vorkommen sollte. Das bedeutete: Kommt am Tag nach der Untersuchung kein Anruf, habe ich wieder eine geschenkte Woche bis zur nächsten Untersuchung. Ich gewöhnte mich an den Rhythmus und fühlte mich in den Räumen der Onkologie schon fast wie zu Hause.

Doch dann kam der unvergessliche Tag. Der Tag nach einer Untersuchung. Ich kam am Abend nach Hause, und der Anrufbeantworter blinkte. Es war also eine Nachricht da. Das war grundsätzlich nichts Außergewöhnliches. Wenn ich nicht so ein komisches Gefühl dabei gehabt hätte. Und richtig. Ich hörte das Band ab mit der Nachricht: »Hier ist die Fünfte Medizinische Klinik, Abteilung Onkologie. Rufen Sie doch bitte morgen früh zurück.« Das war der Moment, in dem sich wieder das tiefe schwarze Loch vor mir auftat. Was dieser Anruf bedeutete, wusste ich ja. Es lag ein besonderes Ergebnis der Untersuchung vor. Und das hieß: Chemotherapie.

Alle Hoffnung war schlagartig zunichtegemacht. Ich stellte mich vor den Spiegel und verabschiedete mich von mir selbst. So wirst du also nie wieder aussehen, dachte ich und hatte wieder die Bilder der Patienten auf der Station vor Augen. Noch fünfzehn Stunden, bis ich anrufen konnte. Noch fünfzehn Stunden bis zur Gewissheit. Fünfzehn angstvoll gelähmte Stunden.

Mein ganzes Leben zog noch mal an mir vorbei. Ich nahm mein Fotoalbum, und Erinnerungen kamen hoch. Erinnerungen an die Kindheit, die Schulzeit, die Jugend, die Lehre, die erste Freundin, bis hin zum Hochzeitsfoto. Aber auch alle Bilder von unangenehmen Situationen traten ins Bewusstsein.

Was dann kam, war die längste und qualvollste Nacht meines Lebens. Als es endlich hell wurde, zerplatzte mir fast der Schädel vor lauter Anspannung. Noch ein letztes Mal duschen, ein letztes Mal rasieren, ein letztes Mal Zähne putzen. Alles ein letztes Mal. Zumindest mit dem Bewusstsein, es ein letztes Mal in diesem Zustand zu tun. Denn was nach dem Anruf kommen sollte, war mir klar. Der kleine Koffer für die Klinik war schon gepackt. Der Karton mit den persönlichen Papieren, Erinnerungsstücken und dem Testament lag noch so auf dem Schrank, wie ich ihn vor der Operation gepackt hatte. Ich nahm gedanklich Abschied.

Mit weichen Knien und zittrigen Fingern wählte ich die Nummer der Onkologie. »Tüt, tüt, tüt ...«: belegt. Ich drehte drei Runden im Zimmer und wählte wieder. »Tüt, tüt, tüt ...«: immer noch belegt. Weitere drei Runden und ein erneuter Versuch. »Tüt, tüt, tüt ...«: nach wie vor belegt. Ich hatte schon von japanischen Foltermethoden gehört, bei denen ein Wassertropfen langsam, aber gleichmäßig auf den Kopf tropft und einen dadurch zum Wahnsinn treibt. Für mich war das Besetztzeichen am anderen Ende der Leitung jetzt etwas Ähnliches. Und es war lange besetzt. Ich drehte einige Runden im Zimmer. Ich kam mir vor wie ein eingesperrtes Tier im Käfig und glaubte, die Spuren im Teppichboden sehen zu können. Doch dann – endlich das Freizeichen!

Eine fröhliche und unbekümmerte Stimme meldete sich: »Hier ist die Fünfte Medizinische Klinik, Onkologie. Guten Morgen.«

Mit zittriger Stimme fragte ich, warum ich zurückrufen sollte. »Einen kleinen Moment, bitte, ich frage mal nach.« Ein kleiner

Moment, der mir wie eine Ewigkeit vorkam. Dann war die Stimme wieder da. »Sie sind Herr Heuper?«

»Ja.«

»Vorname Berthold?«

»Ja«

»Ihr Geburtsdatum, bitte!«

Ich nannte ihr die Daten.

»Es ist so weit alles in Ordnung. Wir brauchen nur die Nummer und die Anschrift Ihrer Krankenversicherung.«

Ich erinnere mich nur noch daran, dass ich einen Heul- und Schreikrampf bekam. Als ich wieder bei Bewusstsein war, sah ich, dass meine Brille irgendwo auf dem Boden lag. Unter den Fingernägeln hatte ich Büschel vom Teppichboden, die ich ausgerissen hatte. Meine Augen waren völlig verquollen; und mein Körper fühlte sich an, als wäre ich drei Tage durchgeprügelt worden. Der Telefonhörer baumelte von der Konsole wie das Pendel einer Uhr.

Wie ich zur Psychosomatischen Resonanztherapie (PSRT) kam

Das war der Moment in meinem Leben, in dem ich über meine Zukunft und somit über meine Gesundheit entschieden habe. Nie wieder, schwor ich mir, bestimmen andere über mein Erleben, meine Gefühle. Ein solches Wechselbad wie in den letzten 24 Stunden wollte ich nie mehr durchmachen. Ich beschloss, dass es ab jetzt nur noch einen Menschen gibt, der bestimmt, wie mein Dasein aussieht. Ich selbst. Ich stand auf und begann ein neues Leben. Ich spürte, dass alle Kraft, die ich jemals brauchen würde, in mir selbst steckt.

Dies war der Beginn eines grundlegenden Wandlungsprozesses und der inneren Veränderungen. Als Erstes setzte ich mich hin und machte eine Bestandsaufnahme meines Lebens. Ich nahm Papier und Stift zur Hand und schrieb alles auf, was mir zu meinem bisherigen Leben so einfiel. Als ich mir die Liste dann ansah, stellte ich fest, dass es lauter unangenehme Umstände und Begebenheiten waren, die dort standen. Mit meiner neu entdeckten Kraft beschloss ich jedoch, zu handeln und die aktuellsten und unangenehmsten Angelegenheiten zu verändern.

Die erste Veränderung betraf meine Beziehung. Ich hatte die ewigen Streitereien und Diskussionen satt und keine Lust mehr, meine Zukunft, gleich, wie lang sie sein möge, weiter damit zu verbringen. Ich entschloss mich zur Trennung. Parallel dazu stand mir der Sinn auch noch nach einer räumlichen Veränderung; denn ich wohnte zu diesem Zeitpunkt in einem Hochhaus am Stadtrand. Mein Blick aus dem Fenster fiel entweder auf die Fassade des gegenüberliegenden Hauses oder auf Straßen, Autos und Beton. Meine Seele schrie jedoch nach Natur und einem gesunden Leben in meiner Umgebung. Also suchte ich mir eine kleine Wohnung weiter außerhalb der Stadt.

Es war schon ein ganz anderes Gefühl, von zwitschernden Vögeln und jungen Blütenknospen umgeben zu sein. Da ich ja immer noch krankgeschrieben war, hatte ich auch Zeit für ausgedehnte Spaziergänge und konnte die Kraft des Frühlings ausgiebig genießen.

Irgendwie machte es Spaß, das Leben aktiv zu gestalten und ein Gespür dafür zu entwickeln, was mir guttat. Auf der Liste meiner unangenehmen Lebensumstände gab es noch einen Punkt, den ich unbedingt klären wollte, und der betraf meine Arbeit: Das Unternehmen, in dem ich beschäftigt war, wurde von dem Firmengründer selbst in dominanter und patriarchalischer Weise geführt. Da ich ständig mit dem Chef zu tun hatte, bekam ich diesen Führungsstil besonders zu spüren. Da mir klar war, dass meine Restlebenszeit noch undefiniert war, ging ich davon aus, in der mir verbleibenden Zeit auch nicht mehr arbeiten gehen zu müssen. Also fasste ich den Entschluss, meinem Chef einmal ganz deutlich zu sagen, was ich von seinem Führungsstil halte. Ich vereinbarte über die Sekretärin einen Termin mit ihm und warf ihm alles an den Kopf, wovon sich meine Seele befreien wollte. Ein äußerst wohltuender Vorgang!

Mir war zwar immer noch bewusst, ein Krebspatient zu sein, dessen Krankheitsverlauf weiterhin ungewiss war; ich verspürte jedoch tief in mir einen Zustand innerer Ruhe. Ob das damit zu tun hatte, dass ich jetzt mein eigenes Leben ohne Fremdbestimmung leben wollte, oder damit, dass ich mich abgefunden hatte mit der Tatsache, vielleicht bald zu sterben, konnte ich nicht auseinanderhalten.

Nun war ich mit den Veränderungen, die ich eingeleitet hatte, recht mutig, gleichzeitig gab es aber auch die andere Seite in mir, die große Angst vor dem Tod und dem Sterben hatte. Jetzt wusste ich ja, dass über den Blutwert, den Tumormarker, die Entwicklung einer Krebserkrankung abzulesen war. Auf die schulmedizinischen Abläufe mit ihrer Hinhaltetaktik hatte ich aber keine Lust mehr und mir auch geschworen, keinen Fuß mehr in ein Krankenhaus zu setzen. Ich suchte mir einen Arzt an meinem neuen Wohnort und sagte ihm, dass ich regelmäßig zu ihm kommen wolle, damit er mir nach einer Blutentnahme den Wert meines Tumormarkers nennen konnte. Mein Hintergedanke war der, dass ich über diesen Wert den weiteren Verlauf meiner Krebserkrankung beobachten könnte und, wenn er so weit anstieg, dass es gefährlich wurde, ich immer noch etwas unternehmen könnte. Der Arzt fand das wohl etwas seltsam, war jedoch dazu bereit. Also ging ich jetzt einmal in der Woche zur Blutentnahme.

Bisher hatten die Untersuchungen schwankende Ergebnisse, die keine eindeutige Richtung aufzeigten. Völlig erstaunt war ich jetzt allerdings darüber, dass der Wert zuerst gleich blieb und dann anfing, sich zu verbessern. Der Tumormarker fiel in kleinen, aber messbaren Schritten, woraus ich folgerte, dass meine Krebserkrankung zurückging. Die Größe meines Erstaunens darüber kann ich kaum beschreiben; denn für mich war es bis dahin nicht vorstellbar, dass sich eine Krankheit bessert, ohne behandelt zu werden. Ich hatte doch lediglich beschlossen, für die restliche Zeit, die ich insgeheim nur in Wochen oder wenigen Monaten maß, ohne seelischen Ballast zu leben. Dazu gehörten die besagten Veränderungen und natürlich ein möglichst ausgiebiger Genuss all dessen, was das Leben an Angenehmem zu bieten hatte. Statt mich also einer medizinischen Behandlung zu unterziehen, hatten der Schweinebraten und bayerisches Bier einen hohen Stellenwert bei mir. Jetzt stellte ich jedoch anhand der messbaren Blutwerte fest, dass sich meine Krankheit trotzdem besserte.

Die Welt neu entdecken

Bis zu diesem Zeitpunkt war mein Weltbild sehr männlich und aufgrund meiner bisherigen beruflichen Ausbildungen auch sehr technisch geprägt. Für mich war es nachvollziehbar, dass sich in einem Getriebe etwas bewegt, wenn an einem der vielen Zahnräder gedreht wird. Es war für mich jedoch unvorstellbar, dass sich eine Krankheit ohne Behandlung bessert. Durch die rückläufige Entwicklung meines eigenen Tumormarkers war ich nun damit konfrontiert, dass es zwischen Himmel und Erde wohl doch noch andere Zusammenhänge gibt, als ich mir bis dahin vorstellen konnte.

Meine Neugier war geweckt. Um sie zu befriedigen, besorgte ich mir alle Bücher, die sich in irgendeiner Form mit den Zusammenhängen zwischen Körper, Geist und Seele befassten. Dahlke, Tepperwein, Hay und so weiter waren meine bevorzugte Lektüre. Ich war völlig fasziniert von der neuen Welt, die sich mir dadurch eröffnete. In zahllosen Beispielen, die in den Büchern beschrieben waren, fand ich mich, meine Gefühle und meine Verhaltensweisen wieder. Nachdem ich jetzt am eigenen Leib gemerkt hatte, welch massiven Einfluss ein geklärtes Seelenleben auf körperliche Zustände haben kann, begann ich damit, mich intensiv mit mir selbst zu beschäftigen.

Es folgten zahlreiche weitere Bücher, ich besuchte etliche Vorträge und war Teilnehmer an vielen Seminaren, die alle in irgendeiner Form der Selbsterfahrung und somit Klärung meiner seelischen Themen dienten. Mit jedem Schritt, den ich in dieser Richtung machte, wuchs meine Überzeugung, auf jenem Wege wieder gesund werden zu können. Um die Wirkung zu kontrollieren, ließ ich mir immer wieder Blut abnehmen und den Tumormarker bestimmen. Anfangs noch in einem wöchentlichen Rhythmus, dann alle vierzehn Tage und schließlich nur noch einmal im Monat. Nach zwei Jahren, mit einem Tumormarker, der bis in den Normalbereich gefallen war, fühlte ich mich körperlich gesund und fit wie selten zuvor. Mit jedem Schritt der Klärung meines Innenlebens gewann ich ein Stück Gesundheit und Wohlbefinden dazu.

Jetzt wollte ich noch genauer wissen, wie das alles funktionieren kann; und es begannen abenteuerliche Jahre. Ich hatte eine Wohnung in der Natur, wieder eine neue berufliche Aufgabe in einem angenehmen Umfeld und ein neues, interessantes »Hobby«: alles, was mit Körper, Geist und Seele zu tun hat. Von Montag bis Freitag ging ich meiner Arbeit nach, und die Wochenenden verbrachte ich mit zahlreichen Seminaren und vielen Kursen in meinem neuen Interessengebiet.

Die Spanne reichte von Yoga über Heilfasten und Vollwerternährung bis hin zum Feuerlauf. Um meine Grenzen kennenzulernen, probierte ich das Fallschirmspringen, als Ausgleich dazu ging ich zum Töpfern, und ich belegte Kurse in Aquarellmalerei. Intensiv um mein Seelenleben kümmerte ich mich in einer Psychotherapie, bei der Arbeit mit dem inneren Kind und in Ausbildungen zu therapeutischen Kommunikationstechniken.

Dabei erfuhr ich eine große Anzahl interessanter Neuigkeiten, von denen ich mich überzeugen ließ. Genauso traf ich aber auch auf esoterische Spinnereien, die ich für völlig abgehoben und überdreht hielt. Für mich zeichnete es sich im Laufe dieser Zeit immer deutlicher ab, dass Kommunikation und Gespräche enorm wirkungsvolle Instrumente sind, um belastende Themen zu bearbeiten. Die Macht der Sprache war mir aus dem beruflichen Bereich in Form von Rhetorik- und Verkaufstrainings schon vertraut. Nun stellte ich fest, wie gut sich mit Worten auch eine tiefgreifende therapeutische Wirkung erzielen lässt. Also verfolgte ich diesen Weg weiter und absolvierte gezielt Ausbildungen, die dieses Thema zum Inhalt hatten.

Nachdem ich an mir selbst gespürt hatte, welch großen Einfluss ein geklärtes Seelenleben auf die Gesundheit hat, entstand bei mir der Wunsch, auch anderen auf ihrem Heilungsweg dadurch helfen zu können. Zu diesem Zeitpunkt waren seit meiner Diagnose schon etwa fünf Jahre vergangen, und die Kontrolle des Tumormarkers machte ich nur noch einmal im Jahr, da ich mit meinem Wert schon so lange im Normalbereich war. Ich empfand mich auch ohne schulmedizinische Behandlung als vollständig geheilt.

»Der Mensch ist mehr als sein Körper«

Bei der Erfüllung meines neuen Berufswunsches kam mir dann eines Tages der »Zufall« zu Hilfe. Ich hatte mich entschlossen, einen Wanderurlaub auf Mallorca zu buchen und die Vielfalt der Insel kennenzulernen. Wir waren mit unserer Gruppe in einem tollen Hotel untergebracht und wurden jeden Tag mit dem Bus zu einem neuen Ausgangspunkt gebracht. Am Abend dann, erschöpft und erfüllt von den vielen neuen Eindrücken des Tages, wie wir waren, fuhr man uns wieder zurück. Eines Abends nahm ich wie gewohnt den Aufzug von der Rezeption in den sechsten Stock, in dem sich mein Zimmer befand. Diesmal sah ich jedoch einen Zettel im Aufzug. Es war die Ankündigung eines Vortrags, dessen Titel ich sicher nie vergessen werde: »Der Mensch ist mehr als sein Körper«, ein Vortrag von Dr. med. Walter Weber, einem Internisten und Onkologen aus Hamburg.

In dem Vortrag sollten die Wechselwirkungen von seelischem Wohlbefinden und körperlichen Zuständen erläutert werden. Des Weiteren wollte Dr. Weber in dem Vortrag eine Möglichkeit vorstellen, wie man sich durch gezielte Gespräche etwas »von der Seele« reden kann, um dadurch seine Gesundheit zu verbessern. Dies erinnerte mich natürlich an meinen eigenen Prozess; und da Dr. Weber ein Krebsspezialist war und es um gezielte Gespräche ging, interessierte es mich besonders.

Meiner Begeisterung, als ich das las, folgte jedoch eine Enttäuschung; denn der Vortrag sollte abends an dem Tag stattfinden, an dem um die Mittagszeit mein Rückflug anberaumt war. Ich erkundigte mich an der Rezeption, wann Dr. Weber denn eintreffen würde, und war hoch erfreut, als ein Hotelangestellter mir anbot, einen Kontakt zu ihm herzustellen, da er bereits am Vortag anreisen sollte.

Ich lernte ihn dann am Abend in der Hotelbar kennen und konnte die Hintergründe für seinen Vortrag erfahren. Er sagte, dass er mit einer Gruppe von sechs Therapeuten und etwa zwanzig Krebspatienten und ihren Angehörigen in dem Hotel ein zehntägiges Intensivseminar zum Thema »Psychosomatik« veranstaltete. Der Vortrag sollte der Auftakt dazu sein. Ich wollte natürlich mehr darüber wissen. Und er sagte mir, die Therapeuten klärten im Rahmen des Seminars mit den Patienten bestimmte Lebensthemen durch Gespräche auf eine ganz bestimmte Art, und dies führe sehr oft dazu, dass sich der Krankheitszustand bei Krebspatienten verbessere und oft sogar bis zur völligen Heilung führe.

Während ich das hörte, bekam ich eine Gänsehaut. Denn mir war, als spräche er über meinen eigenen Heilungsprozess. Als ich ihm dann beschrieben hatte, welchen Weg ich selbst gegangen war und welch enge Parallelen es zu seiner Vorgehensweise gab, erzählte ich ihm auch, dass es mein neuer Berufswunsch sei, andere Menschen durch Gespräche auf ihrem Heilungsweg zu begleiten.

Zum Abschied gab er mir noch zwei Bücher mit, die er geschrieben hatte, damit ich etwas mehr über ihn und seine Methode erfahren konnte.

Da ich beruflich viel in Deutschland herumreiste, vereinbarten wir ein Treffen für weitere Gespräche bei ihm in Hamburg. Zu einem dieser Zusammenkünfte brachte ich ihm einen ausführlichen Lebenslauf mit, insbesondere jedoch eine Aufstellung aller Seminare, die ich bisher besucht hatte. Ich äußerte auch den Wunsch, seine Art der Gesprächsführung näher kennenzulernen und bei ihm eine entsprechende Ausbildung zu absolvieren.

Er beriet sich eingehend mit seinem Therapeutenteam; und ich hatte Freudentränen in den Augen, als er mich schließlich dazu einlud, bei seinem nächsten Mallorca-Seminar sein Team zu unterstützen.

Nun, ich kann mich noch gut daran erinnern, welch riesiger Unterschied darin besteht, im Rahmen der Ausbildung eine Gesprächssituation zu üben oder tatsächlich einem Krebspatienten gegenüberzusitzen. Im Laufe meiner ersten Arbeit in Dr. Webers Team konnte ich intensivste Erfahrungen sammeln. Denn alle Gespräche, die tagsüber geführt wurden, analysierte und diskutierte das Therapeutenteam am Abend in der regelmäßigen Besprechung. Es war faszinierend, mitzuerleben, welche Veränderungen bei den Patienten durch einen konzentrierten zehntägigen Prozess möglich waren. Für viele war die Teilnahme an diesen Seminaren, begleitend zur schulmedizinischen Betreuung, die Initialzündung für ihren Heilungsprozess.

Meine erste Beteiligung in diesen Seminaren liegt, während ich dies schreibe, schon über sieben Jahre zurück; und es gibt immer noch Kontakt zu damaligen Patienten, die nach der Einschätzung mancher Ärzte schon lange nicht mehr hätten leben sollen.

Diese Erlebnisse auf der Baleareninsel waren für mich der Anstoß, eine weitere Ausbildung, nämlich die zum Heilpraktiker, zu absolvieren, um dann offiziell genehmigt mit Patienten arbeiten zu können. Parallel dazu nahm ich die Grundkonzepte aus Dr. Webers Kommunikationsmethode auf, ergänzte und veränderte sie mit allem, was mir bis dahin aus meinen zahlreichen Ausbildungsgängen als sinnvoll und wirkungsvoll erschienen war, um über gezielte Gespräche die seelischen Ursachen von Krankheiten klären zu können, damit der Körper sich regenerieren kann.

Daraus entstand schließlich die Psychosomatische Resonanztherapie, kurz PSRT.

Die PSRT in Kürze

Die PSRT ist eine sehr effektive Kurzzeittherapie (fünf bis etwa fünfzehn Sitzungen) auf Basis zielgerichtet geführter Gespräche. Sie geht von folgenden Grundlagen aus: Menschen mit psychosomatischen Beschwerden sind geistig-seelisch »ganz normale« Personen. Lediglich der Körper reagiert auf bestimmte Zusammenhänge. Diese Zusammenhänge werden in der PSRT so gesehen, dass ein Mensch im Laufe seines Lebens viele Situationen erlebt, die mit starken Gefühlen verbunden sind. Die meisten davon können gut verarbeitet werden. Sind die Gefühle in solchen Momenten jedoch zu stark, wird alles, was in dieser Situation stattfindet, in den unbewussten Teil der Psyche verschoben. Ähnlich wie bei einem Autounfall der Mensch noch »funktioniert« und nicht bewusstlos ist, sich später jedoch nicht mehr an seine ersten Handlungen nach dem Unfall erinnern kann.

In derartigen Augenblicken setzen sich Gedanken fest wie »Ich muss hier raus«, »Ich kann nicht helfen«, »Ich schaffe es nicht« und so weiter. Diese Gedanken sind meist mit körperlichen Reaktionen gekoppelt, etwa erhöhtem Blutdruck, Verkrampfen des Magens, Schwäche in den Beinen und Ähnlichem. Da auch diese in den unbewussten Teil der Psyche verschoben werden, entstehen oft gleiche Reaktionsmuster, sogenannte somatische Marker, ohne dass es dem Menschen bewusst ist. Er nimmt zuerst nur »komische« Gefühle wahr und wundert sich etwa über sein Herzklopfen.

Im Laufe der Zeit, manchmal über viele Jahre hinweg, können so psychosomatische Beschwerden entstehen. Das kommt daher, dass unser Gehirn nicht zwischen »realen« Erlebnissen und inneren Bildern aufgrund von Erinnerungen oder Gefühlen unterscheidet.

Der Körper reagiert auf alles. Deshalb können wir auch zum

Beispiel schweißgebadet aus einem Traum erwachen, obwohl wir doch ruhig im Bett liegen.

Wer derartige Beschwerden hat, beschäftigt sich meist schon lange und intensiv damit. Oft haben die Betreffenden auch ein Konzept entwickelt, warum sie solche Symptome aufweisen. Wenn das Konzept richtig wäre und sie ihr Leben danach ausrichteten, müssten die Krankheitszeichen theoretisch verschwinden. Sind die Beschwerden aber noch vorhanden, wird das Konstrukt des Verstandes wohl nicht richtig sein.

Die PSRT ist eine Gesprächstherapie, in der dem Patienten durch eine gezielte Fragetechnik des Therapeuten die auslösende Situation wieder in Erinnerung kommt. Dann »spürt« er auch seine damaligen Gedanken und kann die körperlichen Reaktionsmuster im Idealfall auflösen.

All diese Zusammenhänge sind im Folgenden Schritt für Schritt erklärt. Neben allgemeinen Ausführungen zum Thema »Krebs« finden Sie Wissenswertes über die Psychosomatik. Darüber hinaus werden Übungen angeboten, mit deren Hilfe Sie intuitiv auf die Spur der seelischen Ursachen Ihrer Erkrankung kommen können und schließlich zur Methode der PSRT geführt werden.

Das Lesen und Bearbeiten der Aufgaben kann natürlich keine Therapie ersetzen. Dennoch verhilft Ihnen das Erstellen der Listen und das Nachdenken in vielleicht ungewohnter Richtung sicher zu der einen oder anderen wichtigen Erkenntnis und unterstützt Sie dabei, den für Sie richtigen Heilungsweg einzuschlagen. Dabei wünsche ich Ihnen gutes Gelingen!

Grundlegendes
zum Thema »Krebs«

Ich habe Krebs –
was soll ich jetzt tun?

Diagnose Krebs: Auf irgendeine Art und Weise wird Ihnen ein Arzt mehr oder weniger schonend beigebracht haben, dass die Bezeichnung Ihrer Krankheit und Ihrer körperlichen Symptome »Krebs« lautet. Zunächst sicherlich ein schockierender Zustand, denn Krebs ist etwas Unerklärliches, Unkontrollierbares, und er wird als massive Bedrohung empfunden. In welchem Zustand befinden Sie sich mit Ihrer Diagnose? Ist es noch der Schockzustand, in dem alle Wahrnehmungen enorm reduziert sind und Sie jenes Gefühl haben, wie unter einer Glocke zu leben und alles in Ihrem Umfeld nur noch wie in einem dichten Nebel wahrzunehmen? Oder ist da schon die Angst vor dem, was alles noch kommen kann, die Angst vor dem Gedanken über den ungewissen Verlauf der Krankheit, die Angst, sich völlig unvorbereitet mit Tod und Sterben auseinandersetzen zu müssen? Sind Sie vielleicht verzweifelt, weil Sie in Ihrer Ohnmacht und Hilflosigkeit einfach nicht weiterkommen und nicht wissen, welche Entscheidungen Sie treffen sollen? Oder spielt sich gerade etwas anderes in Ihnen ab, und Sie befassen sich möglicherweise damit, dass diese elementare Lebenskrise vielleicht noch eine große Chance sein könnte? Haben Sie das Gefühl: »Es musste ja so kommen. Jetzt sollte ich endlich wirklich etwas verändern!«?

Diagnose Krebs – was soll ich tun? Wenn Sie sich und auch anderen diese Frage stellen, werden Sie eine unendliche Vielzahl an Antworten bekommen. Da sich diese Antworten oftmals widersprechen, ist das Ganze keine wirkliche Hilfe, im Gegenteil: Es vergrößert noch die Hilflosigkeit und das Ohnmachtsgefühl. Da für viele mit der Diagnose Krebs auch automatisch das Thema »Tod und Sterben« verbunden ist, kommt noch der unangenehme Faktor Zeit dazu: Es ist zum einen das Gefühl da, schnell handeln zu müssen, zum anderen natürlich auch die Absicht, nichts unversucht zu lassen und den Zustand zu verändern. All diese Umstände summieren sich zu einer fast unerträglichen Belastung für die Betroffenen und ihre Angehörigen. Es ist ein ständiges Auf und Ab, eine extremes Wechselbad der Gefühle. Die Auswirkungen einer Krebsdiagnose sind extrem vielschichtig und beeinflussen viele Bereiche Ihres Lebens.

Wo stehen Sie selbst im Hinblick auf das Thema »Krebs«, ist dies für Sie eine Krankheit, die schnell und unweigerlich zum Tod führt, oder ist es ein körperlicher Ausdruck einer seelischen Spannung? Kann Krebs nur besiegt werden, oder ist es ein Wendepunkt im Leben, der vielleicht sogar eine neue Qualität in Ihr Dasein bringen kann?

Lassen Sie sich Zeit!

Ein Tumor entsteht nicht über Nacht. Auch das Krebsgewebe ist durch Zellteilung entstanden, und da dies ein biologischer Vorgang ist, braucht auch der eine Weile. Über seine Dauer gibt es unterschiedliche Ansichten. Je intensiver Sie sich jedoch mit der Krebsentstehung befassen, umso länger sind die Zeiträume, die Ihnen bei Ihrer Recherche genannt werden. Wenn Sie also daran glauben können, dass Ihr Körper Monate, Jahre oder vielleicht sogar Jahrzehnte gebraucht hat, um den Tumor auf die heutige Größe zu bringen, dann kommt es jetzt auf ein paar Tage auch nicht mehr an. Treffen Sie also keine übereilten Entscheidungen, schon gar nicht, wenn es um operative Eingriffe geht. Aus irgendeinem Grund haben Sie genau dieses Buch in die Hand bekommen. Sie können sich also sicher die Zeit nehmen, die Sie brauchen, um es in Ruhe durchzuarbeiten.

Bevor Sie weitere Antworten auf die Frage »Was soll ich tun?« suchen, gibt es etwas, was Sie auf keinen Fall tun sollten. Versuchen Sie im jetzigen Stadium weder, die Frage »Warum?« zu stellen, noch, einen Sinn Ihrer Krebserkrankung zu finden. Aus eigener Erfahrung und aus unzähligen Patientengesprächen kann ich Ihnen versichern, dass sich diese Frage zum augenblicklichen Zeitpunkt nicht beantworten lässt.

Für viele Betroffene war es angesichts ihrer Lebensführung völlig unvorstellbar, jemals an Krebs zu erkranken. Sie hatten sich ausreichend bewegt, gesund ernährt, hatten eine behütete Kindheit, lebten in einer stabilen Beziehung und in einem angenehmen sozialen Umfeld. Selbst wenn es in irgendeinem Lebensbereich Probleme gab oder gibt, führt das ja nicht zwangsläufig zu einer Tumorbildung. Ob und, wenn ja, welchen Sinn die Krankheit für Sie und Ihr Leben hat, lässt sich erst lange Zeit später feststellen.

Genauso wenig sollten Sie sich jetzt damit befassen, wer oder was denn möglicherweise schuld ist. Liegt die Schuld bei den Eltern, weil die Erziehung so streng war, liegt sie beim Partner, weil die Ehe so schwierig ist – oder wo sonst? Ganz gleich, in welchem Zusammenhang die Frage nach Schuld gestellt wird, sie bereitet immer ein unangenehmes Gefühl und führt im Fall einer Krebserkrankung zu keiner Lösung. Eine sinnvollere Frage ist die Frage nach den möglichen Ursachen.

Ein erster Ansatz, um sich diesem Thema zu nähern, kann es sein, für sich selbst etwas Klarheit in die ganze Thematik zu bringen und in die Bereiche »Wissen«, »Vermutungen« und »Ängste« einzuteilen.

Im ersten Schritt geht es darum, festzustellen, was Sie tatsächlich wissen. Dies kann das Wissen über die Krebsart, Behandlungsmöglichkeiten, Überlebenschancen, Risiken von Operationen und so weiter sein. Machen Sie sich auch bewusst, woher Sie dieses Wissen haben.

Übung

Nehmen Sie Papier und einen Stift zur Hand und erstellen Sie eine Liste all dessen, was Sie über Krebs wissen und woher Sie dieses Wissen haben.

Das Ergebnis kann möglicherweise aufzeigen, dass Ihr gesamtes Wissen nur aus einer einzigen Quelle stammt: den Aussagen des Arztes. Es könnte jetzt ein sinnvoller Schritt sein, das Spektrum Ihres Wissens zu erweitern, und zwar durch möglichst vielseitige Informationen. Lassen Sie sich von einem anderen Arzt einen zweiten Befund erstellen und vergleichen Sie diesen mit dem ersten. Sind die Befunde identisch, so ist Ihr Wissen jetzt fundierter. Sind die Befunde unterschiedlich, so wächst zwar die Verwirrung, es ist jedoch klar, dass es Alternativen zu der ersten Diagnose gibt. Dann kann vielleicht ein dritter Befund aus einer anderen Praxis neue Klarheit bringen.

Im nächsten Schritt können Sie sich einmal Ihre Vermutungen bewusst machen, also all die Zusammenhänge, die vielleicht so, aber eben auch anders sein könnten. Überlegen Sie auch einmal, wie Sie zu diesen Vermutungen gekommen sind.

Übung

Jetzt beschreiben Sie all Ihre Vermutungen und wie Sie darauf gekommen sind.

Der dritte Schritt befasst sich mit den Ängsten rund um die Diagnose. Stellen Sie sich die Frage: »Wovor habe ich Angst?« Dies mag mit unangenehmen Gefühlen verbunden sein. Eine Angst, die einen Namen hat, ist allerdings meist schwächer als eine diffuse, undefinierte Angst. Mit der Angst vor allem, was da noch kommen kann, ist sicher schwieriger umzugehen, als wenn Sie wissen, Sie haben Angst, durch die Chemotherapie die Haare zu verlieren.

Übung

Erstellen Sie eine Liste all dessen, wovor Sie Angst haben.

Vor, während und nach der Diagnose

Nachdem Sie zu diesem Buch gegriffen haben, dürften Sie die Diagnose Krebs bereits vernommen haben – oder ein Angehöriger ist davon betroffen, und Sie beschäftigen sich deshalb damit.

Vor der Diagnose

Die Situationen, bevor ein Arzt die Diagnose Krebs ausspricht, sind äußerst unterschiedlich. Beim einen Patienten sind schon körperliche Beschwerden sowie organische Veränderungen aufgetreten; und er trägt sich bereits mit dem Gedanken, dass es sich vielleicht um diese Krankheit handeln könnte. Im anderen Fall entdeckt eine Frau bei der Selbstuntersuchung der Brust den Knoten, oder er wird bei der Mammographie festgestellt. Manchmal ist man auch wegen ganz anderer Beschwerden beim Arzt, und dieser entdeckt einen seltsamen Schatten, einen undefinierbaren Fleck, eine seltsame Veränderung oder Ähnliches auf dem Röntgenbild.

Die Äußerungen des Arztes wie etwa »Ich habe einen Verdacht, kann aber noch nichts Genaues sagen« haben vermutlich Angst und Panik ausgelöst. Die Zeit von einem Anfangsverdacht bis hin zur weiteren Untersuchung ist eine Zeit äußerst angespannter Nerven. Schon die gedankliche Auseinandersetzung mit einer eventuellen Krebserkrankung führt viele Menschen an eine psychische Grenze.

Noch größer ist die Belastung allerdings in dem Moment, in dem die Diagnose ausgesprochen wird.

Während der Diagnose

Das Spektrum der Möglichkeiten, wie einem Patienten beigebracht wird, dass er an Krebs leidet, ist naturgemäß enorm groß. Es gibt sicherlich sehr einfühlsame Versuche, etwa es den Betroffenen so schonend wie möglich beizubringen. Die meisten Patienten berichten jedoch von einer recht rücksichtslosen Art bis hin zu Abläufen, die schon fast als menschenverachtend bezeichnet werden können. So schilderte eine Patientin die Information über ihre Diagnose folgendermaßen: »Nach der Untersuchung sitze ich im Wartezimmer, ängstlich, verunsichert, mit allen möglichen Gedanken im Kopf, als sich die Tür des Arztzimmers öffnet, er seinen Kopf rausstreckt und mir im Beisein der anderen Leute im Wartezimmer zurief: ›Stellen Sie sich schon mal darauf ein, dass Sie nicht mehr allzu lange haben.‹«

Doch unabhängig davon, wie die Diagnose einem Menschen eröffnet wird, mit dem Wort »Krebs« ist für viele das Thema »Tod und Sterben« untrennbar verbunden. In dem Moment, in dem das Wort ausgesprochen wird, sind auch genau diese Gedanken präsent. Untersuchungen zufolge kann jener Moment einen solchen Schockzustand auslösen, dass es sieben Minuten dauern kann, bis diese Menschen ihre Umwelt wieder wahrnehmen. In der Zeit sitzen sie vielleicht auf dem Stuhl, nicken möglicherweise sogar mit dem Kopf, sind jedoch innerlich völlig abwesend.

Das ist besonders fatal, weil in genau diesen Minuten der Arzt noch vieles zu der Erkrankung erzählt, was wichtig ist. Bei den Untersuchungen, in denen das ermittelt wurde, war das, woran die meisten Patienten sich noch erinnern konnten, die Bezeichnung ihrer Krebsart und ihre prognostizierte Überlebenschance. Alles Weitere – zum Beispiel geplante Behandlungsmethoden, die Beschreibung der eventuellen Operation, die berufliche Beeinträchtigung und sozialrechtliche Aspekte, Belegungstermine des Krankenhauses und so fort – ging im Schockzustand völlig unter. Alles, was vielleicht auch nur einen Funken Hoffnung machen könnte, wird in jenen Minuten überhaupt nicht wahrgenommen.

Nach der Diagnose

Irgendwann dringt dann die volle Tragweite der Situation ins Bewusstsein; und das kann Angst, Unsicherheit, Hilflosigkeit, Verzweiflung und andere unangenehme Empfindungen auslösen. Das Verhalten, das die Patienten jetzt an den Tag legen, ist äußerst unterschiedlich – und manchmal nicht nachvollziehbar. Während der eine anderen seine Sorgen sofort mitteilt und um Hilfe bittet, lebt der Nächste in seinem Schockzustand leicht apathisch weiter vor sich hin und ist weder zu Handlungen noch zu klaren Gedanken fähig.

Vielen Betroffenen fällt es auch schwer, über die Diagnose zu sprechen. Bei Frauen mit Brustkrebs ist oft die Angst da: »Wenn mir die Brust abgenommen wird, bin ich keine vollwertige Frau mehr, und mein Mann verlässt mich.« Eine Überlegung, die dazu führen kann, dass die Diagnose im familiären Umfeld verschwiegen wird, ist auch die folgende: »Was werden meine Kinder machen, wenn ich's ihnen sage?« Die Unsicherheit, wie mit der Krankheit anderen gegenüber umzugehen ist, kann außerdem durch Familienangehörige noch verstärkt werden. Zum Beispiel hatte sich eine Patientin mit Unterleibskrebs ihrer Schwester anvertraut, die daraufhin sagte: »Wenn Mutter das erfährt, bringt es sie um.«

Auch bei Männern sind die Ängste und Unsicherheiten ähnlich; und doch haben sie verschiedenste Gründe, die Diagnose zu verschweigen. So gab es einen Mann mit Prostatakrebs, der das seiner Frau bis zu seinem Tod verheimlichte, weil er Angst hatte, der Krebs würde zur Impotenz führen und die Frau verließe ihn nach einem früheren Seitensprung jetzt endgültig. Auch die Karriere kann ein Grund für Schweigen sein, denn in Unternehmen löst das Bekanntwerden der Krebserkrankung eines Mitarbeiters oftmals eine neue Personalplanung aus, da mit der Rückkehr des Betroffenen ohnehin nicht mehr gerechnet wird.

Mögliche Schuldzuweisungen mögen ebenfalls der Anlass sein. In den Köpfen vieler Menschen ist es vorstellbar, dass die eigene Psyche einen Einfluss auf eine Krebserkrankung haben kann, was dann dazu führt, dass dem Patienten selbst die Schuld dafür gegeben wird. Sie wird dann in dem unsoliden Lebenswandel, dem ruppigen Verhalten gegenüber den Mitmenschen, der lieblosen Erziehung der Eltern und Ähnlichem gesehen. Dies wollen sich Krebspatienten manchmal ersparen und verschweigen die Diagnose.

Oft brauchen die Betroffenen auch einen Funken Hoffnung – dass sich der Arzt geirrt haben könnte. Vielleicht ist eine Blutprobe verwechselt worden, das Röntgenbild vertauscht, die Laborwerte sind nicht korrekt bestimmt worden und dergleichen mehr. Genährt wird die Hoffnung dann noch oft genug durch weitere Untersuchungen. Während der eine Arzt den Schatten auf der Lunge mit Sicherheit als Tumor diagnostiziert und den Patienten dann zur CT überweist, deutet der Arzt, der das Ergebnis der CT auswertet, denselben Schatten als »harmlos« und urteilt vielleicht noch über seinen Kollegen: »Der soll sich nicht so anstellen.«

Solche Abläufe haben ganz sicher keine beruhigende Wirkung auf den Patienten, sondern vergrößern nur noch seine Unsicherheit und das Gefühl der Hilflosigkeit sowie die Ohnmachtsgefühle.

Weit verbreitet ist bei Krebspatienten auch die Eigenart, die Erkrankung nicht beim wirklichen Namen zu nennen. Sie wird dann manchmal umschrieben als »die Krankheit«, »das Ding«, »es« oder Ähnliches. Dies kann ein Zeichen für die innere Distanz zu der Krebserkrankung sein. Es mag aber ebenso gut eine gesunde psychische Reaktion sein, falls die innere Stabilität für die direkte Auseinandersetzung mit der Diagnose fehlen sollte, genauso ist es möglicherweise ein Verdrängungsmechanismus, welcher der Heilung durch einen psychischen und seelischen Prozess im Weg zu stehen vermag.

Nach der Diagnose werden Sie durch die erforderlichen Untersuchungen, Arztbesuche und Krankenhausaufenthalte mit vielen Menschen Kontakt haben, denen Sie als Patient gegenüberstehen. Sie werden eine Vielzahl an Personen aus dem helfenden, heilenden Berufsfeld antreffen, die einfühlsam und fürsorglich mit Ihnen umgehen. Leider gibt es jedoch auch genau das Gegenteil davon – und da Ihre Nerven womöglich ohnehin blankliegen, ist eine solche Erfahrung natürlich doppelt schlimm. Selbst die Erklärungen, die Ihnen der Verstand dafür liefert, also etwa dass sich die Menschen mit ihrem manchmal ruppigen Verhalten nur selbst schützen, hilft da nicht weiter.

So meint es die Krankenschwester womöglich gut, wenn sie vor der Operation fragt: »Haben Sie Ihr Esszimmer schon ausgeräumt?« Dies dahingehend zu interpretieren, dass sie nur fürsorglich sicherstellen wollte, dass Sie gegebenenfalls Ihr Gebiss schon aus dem Mund genommen haben, ist für einen Krebspatienten kurz vor der Operation wohl doch etwas zu viel verlangt.

Extrem ist das Beispiel einer Patientin, die ihren behandelnden Professor gefragt hatte, was er denn von alternativen Maßnahmen hielte. Der sagte daraufhin einfach: »Lassen Sie den Quatsch, ich bin hier der Professor.« Doch damit nicht genug, rief er sie auch noch um 23.00 Uhr zu Hause an und teilte ihr am Telefon mit: »Wenn Sie nicht auf mich hören und die Operation verweigern, können Sie sich gleich den Grabstein bestellen.«

Sie werden sich in dieser Phase mit vielem auseinanderzusetzen haben, was Ihr Seelenleben beeinträchtigt. Der eine kann sein Hobby nicht mehr ausüben, der Nächste will nicht zur Reha, und ein Dritter verträgt die Chemotherapie nicht. Vielleicht müssen Sie sich gedanklich damit anfreunden, künftig mit einem künstlichen Darmausgang zu leben, eine Prothese zu tragen, den Umgang mit Wundschmerzen zu erlernen oder dergleichen. Soll einer Frau die Brust amputiert werden, so wird sie ein neues Selbstverständnis für ihre weiblichen Werte entwickeln müssen.

Krebs in Zahlen

Nach unterschiedlichen Statistiken erkranken jedes Jahr in Deutschland zirka 400 000 Menschen an Krebs. Dabei unterscheiden die Onkologen inzwischen rund 300 verschiedene Arten der Krankheit. Bei Männern ist Lungenkrebs mit rund 38 Prozent aller Fälle am meisten vertreten. Bei den Frauen sind es etwa 12 Prozent. Bei ihnen wiederum ist es der Brustkrebs, der knapp 20 Prozent aller Erkrankungen ausmacht. Bei Männern wird die Liste dann mit Dick- und Enddarmkrebs (18 Prozent), Prostata- (14 Prozent) sowie Magen- und Bauchspeicheldrüsenkrebs (8 Prozent) fortgesetzt. Lungenkrebs mit etwa 12 Prozent, Dick- und Enddarmkrebs mit 11 Prozent, und mit Eierstocktumoren (6 Prozent) geht es bei den Frauen weiter. Von den fast 50 000 Frauen, die jährlich an Brustkrebs erkranken, sterben fast 16 000 daran. Dies bedeutet aber, dass 34 000, also mehr als doppelt so viele, diese Erkrankung überleben!

Nimmt man sich die Auswertungen für ganz Europa vor, so sagen Statistiken aus, dass die Zahl der Krebserkrankungen steil nach oben geht. Seit 2004 ist sie um 300 000 Fälle jährlich auf über 3,2 Millionen Neuerkrankungen im Jahr 2006 angestiegen.

Erstaunlich ist bei dem ganzen Zahlenwerk, dass es nur wenige Veröffentlichungen darüber gibt, wie sich denn die Überlebensrate oder gar Heilungsquote im Verhältnis zu den Neuerkrankungen verhält. Obwohl zum Beispiel in der EU der sogenannte PSA-Test zur Früherkennung des Prostatakarzinoms in den letzten Jahren sehr viel häufiger eingesetzt wurde, stieg die Anzahl der Todesopfer bei dieser Krebsart seit 1995 um 16 Prozent. Prognosen für das Jahr 2015 zeigen einen Anstieg der krebsbedingten Todesfälle in der gesamten EU von derzeit 1,2 auf über 1,4 Millionen. Laut Statistik sterben pro Tag 460 Menschen an Krebs, und man sagt vorher, dass zukünftig jedes Jahr bei etwa 6000 Menschen mehr die Diagnose gestellt werden wird.

Dies hat sicher seine Ursache darin, dass unsere Bevölkerung immer älter wird; denn die Krebsdiagnose erfolgt normalerweise in der zweiten Lebenshälfte. 88 Prozent aller Krebserkrankungen werden bei Menschen festgestellt, die das fünfzigste Lebensjahr bereits vollendet haben. Wenn die beschriebene Entwicklung sich fortsetzt, soll Krebs ab dem Jahr 2010 Todesursache Nummer eins sein und den Herz-Kreislauf-Erkrankungen den Rang abgelaufen haben.

Auf dem Spitzenplatz steht Krebs schon in einer anderen Liste. Das ist die Liste der Ängste. Umfragen haben ergeben, dass die Angst davor, an Krebs zu erkranken, noch deutlich höher ist als die Angst vor kriegerischen Auseinandersetzungen, Armut und politischen Unruhen.

Was ist Krebs?

So befremdlich Sie das jetzt vielleicht anmuten mag: »Krebs« ist zunächst einmal nur ein Wort, eines, das im deutschen Sprachgebrauch für Verschiedenes verwendet wird. Im Kontext dieses Buches handelt es sich natürlich um eine Krankheit. In der Astrologie ist es eins der zwölf Tierkreiszeichen; dort gibt es das Sternbild des Krebses. Mit »Krebs« kann ein Tier gemeint sein. In der Militärgeschichte des Mittelalters war der Krebs eine Belagerungsmaschine, ein Mauerbohrer. Im Verlagswesen wird damit eine Remittende bezeichnet, also die Rückgabe eines fehlerhaften Buchs an den Verlag.

Befassen wir uns mit dem medizinischen Krebs. So wird eine Krankheit genannt, die aus einem unkontrollierten Wachstum von Zellen entsteht. In der Folge wird gesundes Gewebe verdrängt und teilweise auch zerstört. Dieser Vorgang wird im allgemeinen Sprachgebrauch »Krebserkrankung« oder »Karzinom« genannt (vom griechischen *karkínoma* [= »bösartige Krebsgeschwulst«]). »Krebs« ist somit ein Sammelbegriff für eine Vielzahl verwandter Krankheiten, die den Wildwuchs der Zellen als gemeinsames Merkmal haben. Äußerst unterschiedlich sind jedoch alle Aussagen zu den Behandlungsmöglichkeiten, zur Bildung von Metastasen, also den Tochtergeschwulsten, und zu den Überlebenschancen. (Der Begriff »Metastase« kommt vom griechischen Wort *metástasis* [= »Umstellung, Veränderung, Wanderung«].)

Krebs ist auch in Deutschland nach den Herz-Kreislauf-Erkrankungen die zweithäufigste Todesursache. Die Heilungsrate aller Krebsarten liegt im Durchschnitt bei 30 bis 40 Prozent, wobei »geheilt« für den Mediziner heißt: »im Zeitraum von fünf Jahren kein Rezidiv« (vom lateinischen Wort *recidere* [= wiederkommen]). Da viele Rückfälle oft erst nach fünf Jahren auftreten und umgekehrt vom Krebs Geheilte nicht mehr unbedingt zum Arzt gehen, ist dies eine äußerst fragwürdige statistische Aussage.

Krebs ist außerdem ein Geschäft mit der Angst. Denn mit der Eröffnung der Diagnose steht für den Betroffenen das Thema »Tod und Sterben« schlagartig im Raum. Die Angst davor und die Ungewissheit über den weiteren Verlauf seiner Krankheit lässt ihn zu allen Strohhalmen greifen, die ihm gereicht werden. Keine andere Krankheit bringt einen Patienten so aus dem seelischen Gleichgewicht wie diese. Die Folge sind oft unerklärliche Verhaltensweisen der Betroffenen.

Auch für die Angehörigen von Krebspatienten stellt die Diagnose das gesamte Leben auf den Kopf. Jeder hegt sicher die besten Absichten und hat auch eine beträchtliche Anzahl gut gemeinter Ratschläge parat, kann damit aber die eigene Hilflosigkeit oft nur unzureichend kaschieren. Muss sich jetzt doch etwa eine junge Familie damit auseinandersetzen, dass die Mutter den diagnostizierten Brustkrebs möglicherweise nicht überlebt und der Mann sich schon als alleinerziehender Vater kleiner Kinder sieht?

Mögliche Ursachen einer Krebserkrankung

Wenn Sie in der Internet-Suchmaschine Google die Begriffe »Krebs« und »Ursache« eingeben, so werden zurzeit etwa 1,5 Millionen Dokumente angezeigt, die etwas darüber aussagen.

Es dürfte keine Krankheit geben, bei deren Bezug auf die Ursachen und Entstehung es mehr Rätsel gibt als bei Krebs. Dabei geht es im Grunde doch nur darum, Antworten auf die Frage zu finden: Warum fängt eine einzelne Zelle plötzlich mit einem unkontrollierten Wachstum an? Die Antworten darauf reichen von Umweltfaktoren, Viren, Vererbung, Vitaminmangel, Immunschwäche bis hin zur seelischen Überlastung.

Bei Leukämieerkrankten wurde unter dem Elektronenmikroskop eine bestimmte Virenart entdeckt und damit für den Auslöser gehalten. Seit längerer Zeit ist es in der Diskussion, dass ein bestimmter Herpesvirus Einfluss auf die Entstehung des Gebärmutterhalskrebses hat. Spekulationen gibt es auch darüber, wie es kommt, dass singuläre Zellen in ihrer Chromosomenkette einzelne Krebsteilchen haben, die offensichtlich die Disposition mitbringen, für die Entartung der Zellen verantwortlich zu sein. Nach Meinung der Wissenschaftler werden diese Zellen durch Vererbung weitergegeben. Krebserzeugende (kanzerogene) Stoffe beziehungsweise Phänomene in der Umwelt, insbesondere Abgase, Reinigungsmittel, Bestandteile von Kunststoffen, Asbest oder die Handystrahlung, sollen ebenfalls Ursache sein. (Das Wort »kanzerogen« ist abgeleitet vom lateinischen *cancer* [= »Krebs, Krebsgeschwulst«] und dem griechischen *-genes* [= »hervorbringend, verursachend«].)

Andere Forschungsergebnisse deuten darauf hin, dass Sauerstoffmangel an oder auch in den Zellen ursächlich sein könnte. Dieser Sauerstoffmangel könnte durch Atmungsträgheit, Blutüberfettung, Arteriosklerose oder Ähnliches ausgelöst sein.

Ein großer Einfluss wird in den Ernährungsgewohnheiten gesehen, denn ein Mangel an Vitaminen oder Mineralstoffen aufgrund einseitiger Essensgewohnheiten soll ebenfalls Krebs verursachen. Es gibt bereits Literatur darüber, dass Krebs durch falsch drehende Milchsäure verursacht wird. Eine Schwächung des Immunsystems, ausgelöst durch Krankheiten, chronische Infektionen oder Funktionsschwäche der Thymusdrüse, wird ebenfalls als Ursache von Krebs für möglich gehalten. Mit schöner Regelmäßigkeit tauchen in den Medien immer wieder Berichte auf von sogenannten sensationellen Entdeckungen über die Ursachen von Krebs, und die Liste der vermutlich kanzerogenen Stoffe, mit denen wir täglich in Berührung kommen, wird immer länger. Wenn wir versuchen wollten, alles zu vermeiden, was nach gängiger Meinung als krebserregend angesehen werden kann, so wäre ein Leben in unserer Zivilisation nicht mehr möglich. Was sollen wir also von solchen Ursachentheorien halten?

Eine esoterisch-philosophische Analogie sieht den Krebs im Körper als das, was der Mensch mit seinem Verhalten für die Erde ist: ein Wesen, das seinen eigenen Lebensraum systematisch vernichtet.

Geomantiker sehen in Erdstrahlen einen Einflussfaktor oder sogar die Ursache für Krebs. Sie können mit verschiedensten Verfahren beispielsweise auf dem Grundriss eines Hauses oder einer Wohnung den Verlauf dieser Strahlung einzeichnen. Eine jener Strahlungsformen ergibt dann das sogenannte Hartmanngitter, das ein ähnliches Netz aufzeigt wie die Linien auf einem Blatt karierten Papiers. Der Abstand im Hartmanngitter liegt bei etwa 2 Metern. Nur wenn in diesem 2 mal 2 Meter großen Areal keine anderen störenden Erdstrahlen oder Wasseradern vorkommen, wird es als gesunder Lebensraum bewertet.

Viel diskutiert wird auch die Möglichkeit, dass Krebs vererbbar ist. Wenn in einer Familie über mehrere Generationen beispielsweise Brustkrebs aufgetreten ist, drängt sich diese Vermutung natürlich auf. Nachdem genetische Forschungen dies jedoch noch nicht eindeutig belegen konnten, darf auch die Frage gestellt werden, ob die Frauen in diesen jeweiligen Generationen vielleicht nur die gleichen Seelenthemen zu klären hatten ...

Völkerkundler sehen im Krebs einen Ausdruck dessen, wie das Leben der Menschen in ihrem jeweiligen Umfeld stattfindet. Er wird als eine Krankheit der westlichen Bevölkerung gesehen, wo das Einzelgängertum respektive Singledasein immer verbreiteter wird: Der Mensch lebt isoliert und geht seiner eigenen Wege, ohne eine Gemeinschaft mit anderen zu empfinden – ähnlich wie die Krebszelle. Bei traditionell lebenden asiatischen Völkern spielt Krebs als Krankheit eine weniger wichtige Rolle. Das Leben dieser Menschen findet rund um die Uhr in der Gemeinschaft statt. Den Völkerkundlern zufolge ist dies der Grund, warum in solchen Gemeinschaften eher Krankheiten auftreten, die alle betreffen, beispielsweise Grippeepidemien und Seuchen. Ist Krebs demnach ein Ausdruck des Lebensstils?

Interessanterweise wird in den letzten Jahren auch immer wieder darüber diskutiert, welchen Einfluss denn psychische beziehungsweise seelische Aspekte haben. Selbst eingefleischte Schulmediziner geben inzwischen zu, dass anhaltende Sorgen, Einsamkeit, Arbeitsüberlastung, Verzweiflung und Ähnliches auch Einfluss auf unser körperliches Wohlbefinden haben und ebenfalls ursächlich für die Entstehung von Krebs sein können.

Wie stark sich die seelischen Faktoren in den letzten Jahren als Einflussfaktoren auf unser Wohlbefinden und unsere Gesundheit gezeigt haben, ist an dem Phänomen des Mobbings zu erkennen und an dem Krankheitsbild des Burn-out-Syndroms. Spielt beim Mobbing die seelische Grausamkeit am Arbeitsplatz eine entscheidende Rolle, so ist das Ausgebranntsein von Energielosigkeit und der Frage nach dem Sinn geprägt.

Wenn für Sie die seelischen Faktoren einen Einfluss auf die Entstehung und Heilung von Krebs haben können, so kann ich Sie hinsichtlich zweier Themen gleich beruhigen. Ihre aktuelle Lebenssituation, Ihre Ehe, Ihre Beziehungen, Ihr Arbeitsplatz und Ähnliches haben mit der wirklichen, seelischen Ursache nichts zu tun. Wie ich im weiteren Verlauf dieses Buches noch erläutern werde, entstehen die seelischen Verletzungen, aus denen dann Krankheiten resultieren, meist in der Kindheit.

Und hier die nächste Beruhigung: Ihre Eltern haben keine Schuld. Zum einen wird nur nach der seelischen Ursache gefragt, und dabei geht es nicht um Schuldzuweisungen; und zum anderen haben Sie viele Situationen in Ihrer Kindheit erlebt, ohne dass Ihre Eltern dabei waren.

Bitte bleiben Sie bei allen Ursachentheorien kritisch und orientieren Sie sich an Ihrem gesunden Menschenverstand!

Gibt es eine Krebspersönlichkeit?

Auf die Frage, ob es so etwas wie eine »Krebspersönlichkeit« gibt, kommt jeder Betroffene zwangsläufig, wenn er die Überlegung anstellt, ob die Ursache für die Krankheit bei ihm selbst zu suchen ist. So interessant es sein kann, mehr darüber zu erfahren, so groß ist auch die Angst vor der möglichen Antwort. Denn es würde bedeuten, »selbst schuld daran« zu sein. Ende der sechziger Jahre beschäftigten sich Forscher eingehend mit den Lebens- und Verhaltensweisen von Krebspatienten, um Rückschlüsse auf deren Persönlichkeitsstruktur schließen zu können. Ziel sollte es sein, bestimmte Charaktereigenschaften oder Verhaltensweisen zu finden, die auf eine erhöhte Wahrscheinlichkeit hinweisen könnten, dass man an Krebs erkrankt. Es gab noch bis in die achtziger Jahre hinein eine umfangreiche Liste an Merkmalen, die einer klassischen Krebspersönlichkeit zugeordnet wurden. Dazu gehörten unter anderem die Neigung zu Depressionen und Resignation, die Vermeidung offen ausgetragener Konflikte, eine unterwürfige Opferhaltung, die Unterdrückung der eigenen Bedürfnisse, mangelnde Durchsetzungsfähigkeit und Ähnliches mehr. Das Konzentrat daraus waren fünf Merkmale, die als Gemeinsamkeit der Krebspatienten festgehalten wurden:

- Beherrschung durch die Mutter in der Kindheit,
- unreife und oft verspätete sexuelle Anpassung,
- dauerhafte Unterdrückung von Konflikten und Aggression,
- die Unfähigkeit, mit dem Verlust wichtiger Gegenstände oder Personen umzugehen, sowie
- kurz vor der Krebserkrankung auftretende Hoffnungslosigkeit und Verzweiflung.

In vielen Büchern und Dokumentationen sind auch heute noch diese oder ähnliche Beschreibungen für den vermeintlich typischen Krebspatienten zu finden. Bezeichnenderweise konnte bis dato jedoch noch niemand die Frage beantworten, wie es kommt, dass eine Vielzahl von Menschen auch diese Merkmale aufweist, aber dennoch nicht an Krebs erkrankt. Genauso wenig gibt es schlüssige Erklärungen dafür, warum von hundert regelmäßigen Rauchern nur jeder zehnte an Lungenkrebs erkrankt.

Auf die Frage, ob es eine Krebspersönlichkeit gibt, lautet nach meiner Auffassung die eindeutige Antwort: »Nein.«

Zu dieser klaren Antwort komme ich aufgrund meiner jahrelangen Erfahrungen mit den Persönlichkeitsmustern von Krebspatienten. Es gibt weder in der Struktur der Kindheit noch der aktuellen Lebensweise beziehungsweise entsprechend den sozialen Faktoren statistisch relevante Gemeinsamkeiten, die auf eine Disposition zur Krebserkrankung bei bestimmten Personen hindeuten.

Alle Krebspatienten haben jedoch unabhängig von den bereits genannten Faktoren Gemeinsamkeiten. Diese sind allerdings im Gefühlsleben der Betroffenen und der psychischen respektive seelischen Verarbeitung von Erlebnissen zu suchen.

Therapien und Behandlungsmöglichkeiten

»Wie soll ich mich denn nun behandeln lassen?« Diese Frage stellt sich jeder Betroffene, und es ist unendlich schwierig, eine Antwort darauf zu finden. Nach welchen Kriterien sollte die Entscheidung fallen, welche Behandlungsmethode ist wirklich erfolgreich? Bei einer Recherche werden Sie die unterschiedlichsten Angebote finden. Im Folgenden will ich nur einen kurzen Überblick über die wichtigsten Methoden geben.

Die klassischen Behandlungsmethoden der Schulmedizin bestehen aus Operation, Bestrahlung und Chemotherapie. Bei den alternativen Möglichkeiten geht es von der ärztlich durchgeführten Hyperthermie über die Misteltherapie bis in den esoterischen Bereich zu den Geistheilungen. Die Vielzahl und Verschiedenheit der Behandlungsangebote dürfte bei keiner anderen Krankheit derart sein wie bei Krebs. Das macht die Wahl für den Betroffenen auch so schwierig. Der Arzt rät zur sofortigen Operation mit anschließender Chemotherapie, aus der Familie und dem Freundeskreis kommt der gut gemeinte Rat, doch die Misteltherapie bei einem Heilpraktiker in Anspruch zu nehmen. Die Suche im Internet bringt einen dann auch noch zu Quacksalbern, die sich womöglich als »esoterisch« bezeichnen, und mehr oder weniger dubiosen Geistheilern aus dem Urwald.

Was die Auswahl für den betroffenen Patienten so schwierig macht, ist auf alle Fälle auch der Faktor Zeit. Denn er weiß nicht wirklich, wie lange er noch hat und wie die Krankheit bei ihm verlaufen wird. Es möchte sich auch keiner vorwerfen (lassen), nicht alles versucht zu haben, um wieder gesund zu werden.

Über die klassischen schulmedizinischen Möglichkeiten können Sie bei Ihren behandelnden Ärzten alle Informationen bekommen. Ein guter Onkologe klärt Sie auch über alternative schulmedizinische Behandlungsmethoden auf. Schwieriger wird es im Bereich der naturheilkundlichen Methoden, der psychotherapeutischen Verfahren und der unzähligen Angebote, die in den Bereich der Esoterik fallen. Im Folgenden finden Sie eine Auswahl von Begriffserklärungen und Beschreibungen von Heilberufen und Methoden, die Ihnen jenseits der Schulmedizin immer wieder begegnen werden:

- Psychologe: Ein Psychologe hat sein Fach über mehrere Semester an einer Universität studiert. Mit Bestehen der Prüfung und Anerkennung seiner Diplomarbeit trägt er die Bezeichnung »Dipl.-Psych.«. Inhalt seines Studiums ist die Wissenschaft vom Verhalten und Erleben des Menschen. Weitverbreitete Arbeitsgebiete sind die Schul-, Verkehrs-, Medien- oder auch Rechtspsychologie.
- Psychiater: Ein Psychiater hat ein Grundstudium in Medizin absolviert und sich dann auf die Psyche des Menschen spezialisiert. Er darf genau wie ein Arzt Medikamente verschreiben, um damit Einfluss auf die Psyche seines Patienten zu nehmen.
- Heilpraktiker: Heilpraktiker haben sich in der Regel in einer nebenberuflichen Ausbildung über mehrere Jahre mit den körperlichen und seelischen Leiden von Menschen auseinandergesetzt. Durch das Ablegen einer Prüfung vor dem Gesundheitsamt erhalten sie die Erlaubnis, die Heilkunde auszuüben. Die angewandten Methoden sind eher naturheilkundlich und körperorientiert.
- Heilpraktiker für Psychotherapie: Diese haben einen ähnlichen Werdegang wie der allgemeine Heilpraktiker, sind jedoch auf die Psyche des Menschen spezialisiert. Sie wenden psychotherapeutische Methoden wie beispielsweise Ver-

haltens-, Gestalttherapie oder tiefenpsychologisch fundierte Verfahren an. Behandlungsschwerpunkt ist immer das psychisch-seelische Erleben des Menschen. Die Erlaubnis zur Berufsausübung erfolgt ebenfalls durch das Gesundheitsamt.

- Hypnotherapie: Das Verfahren hat nichts mit der Form von Hypnose gemeinsam, die in Fernsehshows oder im Zirkus dargeboten wird. In der Hypnotherapie wird der Patient durch den Behandler mittels verschiedener Suggestionen in einen anderen Bewusstseinszustand versetzt. Ziel ist es, dadurch andere Verhaltensweisen leichter zu machen oder auch Selbstheilungskräfte zu aktivieren. Hypnosetechniken können ebenso im Rahmen eines Selbsthypnosetrainings oder zum Erlernen von Entspannungstechniken eingesetzt werden.

- Verhaltenstherapie: Diese Therapieform ist im Wesentlichen ein Instrument, das Hilfe zur Selbsthilfe für den Patienten anbietet. Es werden die Hintergründe bestimmter Verhaltensweisen und Veränderungsstrategien erarbeitet. Ziel ist es hauptsächlich, neue Fähigkeiten zu entwickeln, die dem Patienten in bestimmten Situationen ein anderes Verhalten ermöglichen, so dass ein unerwünschtes Ergebnis nicht mehr eintritt.

- EFT und MET: EFT (Emotional Freedom Techniques) und MET (Meridian-Energie-Technik) sind Methoden aus dem Bereich der energetischen Therapien. Durch Stimulation oder sogenanntes »Beklopfen« bestimmter Meridianpunkte, ähnlich denen der Akupunktur, bei gleichzeitigem Artikulieren des Problems soll die Lösung innerlicher und energetischer Blockaden erreicht werden. Im Umgang mit akuten Belastungen haben diese Methoden bereits sehr gute Wirkungen gezeigt. Ob damit die tatsächliche Ursache beseitigt werden kann, wird von vielen Seiten bezweifelt.

- Familienaufstellung: Diese Methode ist mittlerweile weit

verbreitet. Sie wird auch als »System-«, »Organisationsaufstellung«, »systemische Therapie« und Ähnliches bezeichnet. Im Rahmen einer solchen Sitzung wählt derjenige, der sein Problem bearbeiten möchte, aus der Gruppe der Teilnehmer sogenannte Stellvertreter für sich und andere Familienmitglieder sowie Schlüsselpersonen seines Lebens und plaziert diese nach seinem Gefühl im Raum. Anschließend werden deren Interaktionen, Äußerungen, Gefühle und so weiter beobachtet. Die gleiche Arbeitsweise kann auch mit nur einer Person und Figuren oder Symbolen durchgeführt werden. Das Verfahren an sich mag äußerst effizient und sehr tiefgehend sein. Oft werden starke seelische Prozesse bei den Stellvertretern ausgelöst. – In die Kritik ist die Methode dadurch gekommen, dass der Leiter einer Aufstellung keinerlei bestimmte Ausbildung absolviert haben muss. Deshalb ist die Qualifikation derer, die eine Aufstellung leiten, oft fraglich. Neben einer mehrjährigen Ausbildung und einer Zulassung durch das Gesundheitsamt sollte ein verantwortungsbewusster Aufstellungsleiter den Prozess der Aufstellung mit jedem einzelnen Beteiligten gründlich vorbereiten. Die Ergebnisse der Arbeit sollten in einem therapeutischen Prozess anschließend aufbereitet werden. Falls dies nicht angeboten wird, würde ich mir die Teilnahme an einer Aufstellung äußerst sorgfältig überlegen.

• Kinesiologie: Das zentrale Werkzeug dieses Verfahrens ist der sogenannte Muskeltest. Der Körper des Menschen weist verschiedene »Indikatormuskeln« auf. Bei einem kinesiologischen Test wird über die Reaktion des Muskels festgestellt, ob der Klient beispielsweise bestimmte Nahrungsmittel, Medikamente oder Substanzen verträgt. Die Antwort wird über den Muskel gegeben: Dieser kann nur in einer binären Form (Spannungen oder keine Spannung, Kraft oder keine Kraft) reagieren. Dies wird dann als »Ja« oder »Nein« gewertet. Wenn beispielsweise ein erfahrener Heilpraktiker im

Rahmen der Testung von Nahrungsmittelunverträglichkeiten diese Methode anwendet, kann der Klient selbst die Wirkung der untersuchten Mittel an sich verspüren. – Kritisiert wird der Einsatz dieses Verfahrens zum Beispiel, wenn damit auf Esoterik- oder Gesundheitsmessen die Verkaufsargumente für bestimmte Produkte unterstützt werden sollen.

- Osteopathie: In den USA ist dieses Diagnose- und Behandlungskonzept eine anerkannte medizinische Fachrichtung. In Deutschland wird sie den alternativen Methoden zugeordnet. Die körperorientierte Therapie versucht, durch manuelle Eingriffe in Form bestimmter Grifftechniken die Bewegungseinschränkungen von Muskeln und Gelenken zu lösen und dadurch Wechselwirkungen und Störungen in anderen Körperbereichen zu lösen.

- Kraniosakraltechnik (Cranio-Sacral-Technik): Die Methode hat sich aus der Osteopathie entwickelt und befasst sich hauptsächlich mit dem Schädel und dem Kreuzbein. Besondere Aufmerksamkeit wird dabei den spürbaren rhythmischen Pulsationen der Rückenmarksflüssigkeit gewidmet. Durch manuelle Stimulation der Schädeldecke und der Kreuzbeinknochen können diese Pulsationen verändert und optimiert werden.

Dies soll nur ein kurzer Überblick über die am weitesten verbreiteten Methoden im Bereich der alternativen Heilmöglichkeiten sein. Die Liste würde sich noch unendlich fortsetzen lassen, und Vor- und Nachteile der verschiedensten Verfahren könnten eigene Bücher füllen.

Wenn Sie unsicher sind hinsichtlich der erforderlichen Qualifikation eines Therapeuten oder Behandlers beziehungsweise einer Methode, können Sie nützliche Informationen nicht nur im Internet finden, auch die Verbraucherschutz- und die Berufsverbände sowie die Gesundheitsämter geben hilfreiche Tipps.

Der Umgang mit sich und anderen

Vom Umgang mit sich selbst

»Das Leben muss weitergehen«: ein Spruch, den Sie möglicherweise von vielen, mit denen Sie aufgrund Ihrer Erkrankung Kontakt hatten, gehört haben. Und jeder, der das sagt, hat damit recht. Das Leben geht auf jeden Fall weiter – es wird jedoch anders weitergehen als bisher. Neben allen Veränderungen, die im Umgang mit der Krankheit im Alltag erforderlich sind, dürfte die Diagnose Krebs auch massiven Einfluss auf Ihre Psyche haben. Sicher ist nichts mehr so wie vorher, denn Sie müssen sich jetzt ja mit Angelegenheiten auseinandersetzen, an die Sie bisher vielleicht gar nicht gedacht haben.

Da sind denn auch Themen dabei, die ihre ganz spezielle Wirkung auf die Seele haben, wie beispielsweise die Auseinandersetzung mit dem Tod und dem Sterben. Damit sind alle möglichen Gedanken verbunden, und es werden Gefühle ausgelöst, die Ihnen bisher unbekannt waren. Wenn Ihr Seelenleben dadurch jetzt in Aufruhr ist und Sie ein Gefühl der inneren Zerrissenheit, Verzweiflung, Hoffnungslosigkeit und Ohnmacht verspüren, ist es besonders wichtig, äußerst aufmerksam und behutsam mit sich selbst umzugehen. Sorgen Sie vor allem dafür, möglichst viel von dem zu bekommen, was Sie als »Balsam für die Seele« bezeichnen würden.

Übung

Nehmen Sie ein Blatt Papier sowie einen Stift und erstellen Sie eine Liste all dessen, was »Balsam für Ihre Seele« sein könnte. Lassen Sie Ihrer Phantasie freien Lauf ...

Nun, was haben Sie aufgeschrieben? Sind es immer noch die großen Wünsche an die Zukunft und das Leben, die Sie auch vor der Diagnose schon hatten, oder sind Sie jetzt »bescheidener« geworden? Für viele Menschen verändern sich mit der Diagnose Krebs die Prioritäten für das, was ihnen wichtig ist. War früher der Begriff des »Seelenfriedens« untrennbar mit einem eigenen Haus und der dreiwöchigen Schiffsreise verbunden, so kann es jetzt schon ausreichen, einfach nur liebevoll in den Arm genommen zu werden. Statt des Zweitwagens und des wertvollen Schmucks mag es jetzt genügen, wenn von einem lieben Menschen eine Postkarte mit ein paar aufmunternden Zeilen kommt. Was jedoch noch wesentlich mehr zum Seelenheil beiträgt als Materielles, ist die Erfüllung tiefster ureigener Wünsche. Dies können Bedürfnisse nach Zuwendung, nach einem heißen Bad mit einem duftenden Zusatz, nach ein paar ungestörten Stunden oder einem Kinobesuch, nach einer Unterhaltung ohne die Frage »Wie geht's?« oder Ähnlichem sein.

Übung

Nehmen Sie Papier und einen Stift und erstellen Sie eine Liste aller Bedürfnisse, die Sie in Ihrer jetzigen Situation haben.
Anschließend machen Sie ein Kreuz hinter all die Bedürfnisse, die Sie sich selbst erfüllen können. Wenn die Erfüllung an eine andere Person gebunden ist, schreiben Sie den Namen dahin-

ter. Sorgen Sie dafür, dass ab sofort an jedem Tag möglichst viele – mindestens jedoch eins – dieser Bedürfnisse befriedigt werden.

Vom Umgang mit Ärzten

Sie hatten im Verlauf Ihrer Krebserkrankung vermutlich schon mit vielen Ärzten Kontakt. Dabei gab es sicher einige sehr einfühlsame Menschen, die Ihnen gutgetan, und wahrscheinlich auch eine ganze Anzahl solcher, die Sie durch ihre Worte oder ihr Verhalten vor den Kopf gestoßen haben. Ohne diese Leute in Schutz nehmen zu wollen, sollten wir uns eins bewusst machen – sie können es nicht besser. Woher denn auch?

Im Laufe seines mehrjährigen Medizinstudiums wurde dem angehenden Doktor in der Regel beigebracht, dass der Körper des Menschen wie eine Maschine zu funktionieren hat und Symptome und Krankheiten nichts anderes sind als eine Funktionsstörung. Hat ein Patient also eine solche Störung, wird versucht, sie mit allen Möglichkeiten zu beseitigen, die zur Verfügung stehen. Die Frage nach der Ursache der Erkrankung wird dabei nicht immer gestellt.

Ein weiteres Manko der klassischen Arztausbildung ist die Tatsache, dass die Psyche und das Seelenleben des Menschen darin zu kurz kommen. Ich habe auch noch von keinem Medizinstudenten gehört, dass zwischenmenschlich schwierige Situationen wie zum Beispiel die Eröffnung einer Krebsdiagnose im Rahmen der Ausbildung geübt werden. Irgendwann sitzt dem jungen und in der Regel auch unerfahrenen Arzt der erste Patient gegenüber, dem er mitteilen muss, dass er Krebs hat.

Das ist auch für den Arzt eine äußerst nervenzehrende und belastende Situation.

Ähnliches gilt für alle anderen Beteiligten, denen Sie im Krankenhaus, in der Arztpraxis oder bei Behörden im Zusammenhang mit Ihrer Erkrankung begegnen. Auch wenn diese Menschen des Öfteren mit Krebspatienten zu tun haben, bedeutet das noch lange nicht, dass sie deswegen besser damit umgehen können. Es kann gut sein, dass ein besonders ruppiges und distanziertes Verhalten Ihnen gegenüber nur eine Form von Selbstschutz ist. Dahinter verbirgt sich vermutlich – wohl wie bei Ihnen selbst – ein großes Maß an Hilflosigkeit.

Empfehlungen für den Umgang mit dem Arzt

- Sagen Sie dem Arzt gegebenenfalls, Sie hätten Verständnis dafür, dass das Thema »Krebs« auch für ihn sicherlich menschlich nicht einfach ist, Sie jedoch trotzdem einen wertschätzenden Umgang erwarten.
- Lassen Sie sich jeden schriftlichen Befund zeigen und bitten Sie den Arzt, Ihnen alle Begriffe in einer für Sie verständlichen Sprache zu erklären.
- Bitten Sie ihn um Ehrlichkeit. Wenn beispielsweise die Leukozytenzahl stark gefallen ist, wirkt ein Kommentar wie »Na, das wird schon wieder« ohnehin nicht glaubwürdig. Falls Sie Zweifel an den Aussagen des Arztes haben, sprechen Sie ihn direkt darauf an und verlangen Sie eine klare, deutliche und ehrliche Antwort, die er auch selbst glaubt. Es ist einfacher, mit einer unangenehmen Wahrheit umzugehen, als das komische Gefühl zu haben, dass man belogen oder nicht ernst genommen wird.
- Bestehen Sie darauf, dass Ihnen Zeit gelassen wird. Viele Ärzte bauen bei der Diagnose Krebs einen unnötigen Zeit-

druck auf; sie sagen etwa: »Sie müssen sich unbedingt so schnell wie möglich operieren lassen, sonst haben Sie keine Chance.« Lassen Sie sich davon nicht verunsichern, denn Ihr Tumor hat wie gesagt wahrscheinlich viele Jahre gebraucht, um auf die aktuelle Größe anzuwachsen. Im Verhältnis dazu spielen vierzehn Tage, die Sie für sich und Ihre Seele nutzen können, kein Rolle.

- Nutzen Sie diese Zeit, um sich von einem oder mehreren anderen Ärzten weitere Diagnosen und Meinungen einzuholen. Sagen Sie diesen jedoch nicht, dass Sie schon bei einem anderen ihrer Kollegen waren, damit sie unbeeinflusst die Diagnose stellen können.
- Verlangen Sie von allen Ärzten, dass sie Ihnen sowohl den Befund als auch die Behandlungsvorschläge deutlich erklären. Fragen Sie ebenso nach den mittel- und langfristigen möglichen Folgen aller Eingriffe.

Checkliste

- Vor dem Gespräch:
  1. Notieren Sie alle Fragen, die Sie dem Arzt stellen wollen.
  2. Schreiben Sie sich alle medizinischen Fremdwörter auf, die Sie erklärt haben wollen.
- Während des Gesprächs:
  1. Notieren Sie die Antworten des Arztes während des Gesprächs in Stichworten.
  2. Fragen Sie unbedingt nach, wenn Sie etwas nicht verstehen.
  3. Fragen Sie nach Alternativen für die vorgeschlagenen Behandlungen und Medikamente.
  4. Sagen Sie dem Arzt, was Sie gut und was Sie schlecht finden.

5. Wenn es zu viele Informationen auf einmal sind, bitten Sie um eine Pause.
6. Achten Sie auf Ihre Gefühle und eventuelle körperliche Reaktionen.
7. Schließen Sie das Gespräch mit konkreten Vereinbarungen über die nächsten Schritte.

- Nach dem Gespräch:
  1. Wie haben Sie sich gefühlt?
  2. Schreiben Sie die drei wichtigsten Ergebnisse auf.
  3. Notieren Sie, was trotzdem noch unklar ist.
  4. Prüfen Sie die Aussagen des Arztes durch andere Informationsquellen.
  5. Denken Sie immer daran: Es geht um Sie und um Ihre Gesundheit!

Vom Umgang mit Angehörigen

»Gut gemeint ist nicht gut getan«: Für viele könnte es hilfreich sein, sich diesen Spruch als Zettel auf die Stirn zu kleben ... Es kann überhaupt kein Zweifel daran bestehen, dass jeder, der von Ihrer Krankheit weiß, es mit allem, was er sagt, tut oder auch unterlässt, gut mit Ihnen meint. Doch die Wirkung muss nicht immer die beabsichtigte sein.

Durch unzählige Gespräche mit Angehörigen, Freunden, Bekannten und Arbeitskollegen von Krebspatienten wurde mir deutlich, in welchem Dilemma diese Menschen sich befinden. Das gemeinsame Merkmal ist die völlige Hilf- und Ratlosigkeit im angemessenen Umgang mit einem Krebspatienten. So umfassend der Betroffene sich selbst vielleicht schon über alles Mögliche informiert haben mag, so ahnungslos ist meist sein Umfeld. Ein jeder stellt zwar die Frage: »Wie geht's?«, es besteht jedoch Grund zu der Annahme, dass der Fragesteller keine wirklich ehrliche Antwort haben möchte. Wie sollte er auch damit umgehen, wenn der Krebskranke antwortete: »Immer schlechter; ich habe zwar Angst vor dem Sterben, befasse mich jedoch damit; und mein Wunsch wäre es, dass du bis zum Schluss bei mir bist« ...?

Wir können davon ausgehen, dass vieles, was die Menschen in Gegenwart eines Krebspatienten tun und sagen, oftmals nur getan oder gesagt wird, weil sie mit der eigenen Hilflosigkeit nicht anders umgehen können. Das verbessert jedoch die Situation des Patienten nicht unbedingt, denn er steckt in seiner eigenen Hilflosigkeit im Umgang mit der Krankheit.

Übung

Nehmen Sie Papier und einen Stift und erstellen Sie eine Liste all dessen, was Ihnen bisher an Taten und Worten von Menschen in Ihrem Umfeld gutgetan hat und was nicht.

Wenn Sie ausreichend Klarheit darüber gewonnen haben, so erstellen Sie für jeden Menschen, mit dem Sie umgehen, eine ganz persönliche Liste dessen, was Sie von ihm möchten und was nicht.

Der nächste Schritt stellt sicher eine etwas höhere Herausforderung dar; denn es geht darum, den Betreffenden mitzuteilen, was Sie von ihnen möchten oder was sie künftig nicht mehr tun oder sagen sollen. Damit diese Gespräche möglichst reibungslos und konfliktfrei verlaufen, machen wir einen kleinen Ausflug in die Rhetorik und die Kunst der Kommunikation. Wenn Sie sich also beispielsweise dadurch »genervt« fühlen, dass Ihnen jemand ungebeten Ratschläge und Tipps für Ihr

Verhalten beim nächsten Arztgespräch gibt, so wird eine Gesprächseröffnung mit den Worten »Du sollst mich nicht immer so bevormunden« sicher nicht besonders aussichtsreich sein. Eine einfache Struktur zur Formulierung besserer Sätze sieht folgendermaßen aus.

Als Erstes könnten Sie eine Beschreibung der Wahrnehmung geben, die Sie machen. Im Anschluss daran erzählen Sie von dem Gefühl, das dies bei Ihnen auslöst. Und dann beschreiben Sie die möglichen Folgen.

Das Gespräch könnte etwa so anfangen: »Ich habe heute zwei Ratschläge zur Ernährung von dir bekommen, drei Hinweise auf neue Medikamente und zwei Fragen, die ich unbedingt einem Arzt stellen sollte. Um all das hatte ich dich nicht gebeten. Wenn ich es trotzdem von dir bekomme, habe ich das Gefühl, ich würde bevormundet. Eine Folge könnte sein, dass ich dir künftig nicht mehr so gut zuhöre und sich unser freundschaftliches Verhältnis dadurch verändert.«

Auch wenn es sehr ungewohnt ist und vielleicht gestelzt klingt, sich so auszudrücken, versuchen Sie es trotzdem einmal. Die Wahrscheinlichkeit, dass dieses Gespräch anders verläuft, als Ihre Unterhaltungen bisher waren, ist sehr groß.

Ein weiteres einfaches Instrument, um Klarheit in die zwischenmenschliche Verständigung zu bringen, ist das Modell des Kommunikationsquadrats von Prof. Dr. Friedemann Schulz von Thun, das ich Ihnen an einem kleinen Beispiel vorstellen möchte. Stellen Sie sich einmal vor, ein Ehepaar ist mit dem Auto unterwegs. Der Mann sitzt, wie meist in diesen Fällen, am Steuer, und die Frau ist Beifahrer. Plötzlich zeigt die Frau bei ausgestrecktem Arm nach vorn und sagt: »Du, da vorn ist grün.« Nicht selten entwickelt sich aus dieser Bemerkung ein handfester Streit, und schon mancher Rosenkrieg hat so angefangen. Nach Schulz von Thun sind um eine solche Botschaft vier unterschiedliche Aspekte angeordnet, die zu der Bezeichnung des »Kommunikationsquadrats« geführt haben.

```
                    ┌─────────────────┐
                    │                 │
                    │   Sachinhalt    │
                    │                 │
┌───────────────────┼─────────────────┼───────────────────┐
│                   │                 │                   │
│  Selbstoffenbarung│    Nachricht    │      Appell       │
│                   │                 │                   │
└───────────────────┼─────────────────┼───────────────────┘
                    │                 │
                    │    Beziehung    │
                    │                 │
                    └─────────────────┘
```

Kommunikationsquadrat nach Schulz von Thun

Fangen wir mit dem Sachinhalt der Botschaft an. Der Sachinhalt an der Feststellung »Da vorn ist grün« ist die Beschreibung der Tatsache, dass an der Ampel das unterste, grüne Licht brennt.

Der unausgesprochene Appell, der damit verbunden ist, könnte heißen: »Fahr endlich los.« Oder auch: »Fahr schneller, damit wir noch rüberkommen.« Über die Beziehung könnte die Bemerkung möglicherweise aussagen: »Du bist mir wichtig, deshalb möchte ich dir helfen.« Oder vielleicht auch: »Ich lass dich wissen, dass ich aufmerksamer bin als du.« Falls der unausgesprochene Appell zur Aufforderung, schneller zu fahren, zutrifft, so könnte die Selbstoffenbarung lauten: »Ich habe Angst, zu spät zu kommen.«

Übung

Notieren Sie ein paar kurze Bemerkungen, die Sie ab und zu entweder von sich geben oder zu hören bekommen, und untersuchen Sie diese auf die Aspekte des Kommunikationsquadrats.

Vom Umgang mit Kindern

Es ist schon unter erwachsenen Menschen schwierig genug, mit der Diagnose Krebs umzugehen. Zur besonderen Herausforderung wird es, wenn ein Elternteil betroffen ist. Es ist immer wieder erstaunlich, über welche Feinfühligkeit ihrer Kinder Patienten berichten. Offensichtlich haben diese mit ihrer besonderen Art, die Welt wahrzunehmen, ein sehr subtiles Gespür für Veränderungen in der Stimmungslage und den Gefühlen von Erwachsenen. Wir sollten daher nicht annehmen, wir könnten den Kindern etwas vormachen. Trotzdem ist die Frage, wie mit ihnen im Falle einer Krebserkrankung umgegangen werden soll, nicht so einfach zu beantworten.

Was die Kinder jedoch brauchen, ist das Gefühl, dass man ihnen gegenüber wahrhaftig ist. Sie brauchen ihnen nicht die schulmedizinische Diagnose vorzulesen und alle Ratschläge wiederzugeben, die Sie bereits bekommen haben. Sie sollten jedoch so ehrlich sein, ihnen zu sagen, dass Sie krank sind. Auch wenn die Kinder nicht jedes einzelne Wort verstehen werden, so bekommen sie doch das Gefühl, dass ihnen nichts verheimlicht wird. Besprechen Sie es ruhig auch, wenn ein Krankenhausaufenthalt bevorsteht, es sein kann, dass Sie durch Medikamente Ihre Haare verlieren oder sogar operiert werden müssen. Seien Sie ganz offen und gestehen Sie auch Kindern gegenüber, dass Sie Angst haben. Kinder kennen selbst das Gefühl der Angst vor unangenehmen Situationen und können daher Verständnis entwickeln. Es dürfte für ein Kind ziemlich schlimm sein, wenn es spürt, dass seine Mutter leidet, diese ihm jedoch sagt: »Es ist nichts«, um dann doch vielleicht ins Krankenhaus zu müssen. Für das Kind stellt ein solcher Ablauf einen eklatanten Vertrauensbruch dar, der nur schwer zu beheben sein wird. Kinder, mit denen offen umgegangen wird, entwickeln manchmal in diesen Situationen eine ungeahnte Stärke und können sogar zu einer Quelle des Trostes werden.

Viele Patienten erzählen ihren Kindern nichts von der Diagnose, weil sie sie nicht belasten wollen. Je nach Verlauf der Erkrankung müssen sie es aber vielleicht doch irgendwann tun. Zum einen ist es dann viel unangenehmer, weil sie sich wahrscheinlich in einem schlechteren Zustand befinden. Doch für Kinder noch viel gravierender ist das Gefühl, bis dahin beschwindelt worden zu sein, selbst wenn dies in guter Absicht geschehen war. Kinder können mit der Wahrheit, auch wenn sie unangenehm ist, sehr viel besser umgehen als mit dem Gefühl, dass sie ihnen vorenthalten wird.

Tipps für Angehörige und Freunde

Einem Menschen aus Ihrem nächsten Umfeld wurde die Diagnose Krebs mitgeteilt. Dies stellt nicht nur die Gedanken und das Seelenleben des Betroffenen auf den Kopf, sondern es wird auch bei Ihnen einiges verändern. Es ist naheliegend und verständlich, dass Sie alles Mögliche tun wollen, um zu helfen. Da werden Bücher besorgt, Internetseiten ausgedruckt, Listen von Selbsthilfegruppen erstellt und viele weitere Aktivitäten entwickelt.

Bleiben Sie sich bei alldem aber bewusst, dass sich der an Krebs Erkrankte in einer akuten und vielleicht sogar lebensbedrohlichen inneren Krise befindet. In diesem Zustand braucht ein Mensch vielleicht Zuwendungen anderer Art als sonst, um sie als hilfreich zu empfinden. Und es kann auch zu ungewohnten Reaktionen seinerseits kommen. Den Spruch »Ratschläge sind auch Schläge« sollte man dabei stets im Hinterkopf haben.

In dem Moment, in dem jemand äußert, an Krebs erkrankt zu sein, wird damit eine Lawine losgetreten. Denn jeder versucht, irgendetwas Hilfreiches zu finden. Der Betroffene selbst ist in diesem Zustand noch völlig damit überfordert, die Dimension der Diagnose für sich selbst begreifen und verarbeiten zu können. Und schon prasseln unzählige Tipps und Ratschläge auf ihn ein. Das ist mit Sicherheit zu viel des Guten. Fast alle Patienten berichten darüber, dass dieses Übermaß an Gutgemeintem oft einen enormen Druck aufgebaut hat, nämlich durch die Erwartungshaltung, sich auf eine bestimmte Art und Weise verhalten zu müssen und die Krise natürlich als geheilt zu überstehen – es gab ja so viele Hilfestellungen ...

Was soll denn der Betroffene machen, wenn er von einem Menschen, mit dem er liebevoll verbunden ist, die Empfehlung bekommt, möglichst viel Obst zu essen, weil dies ja der Tante bei ihrer Krebserkrankung gutgetan hat, und der nächste enge Vertraute die dringende Empfehlung ausspricht, bloß kein Obst zu essen, weil der Magen die viele Säure nicht verträgt – und dies ganz sicher so sei, denn er habe es ja bei seinem Onkel miterlebt? Der Betroffene setzt sich gedanklich vielleicht damit auseinander, möglicherweise bald sterben zu müssen und somit seine kleinen Kinder zurücklassen zu müssen, und dann bekommt er Tipps zur Ernährung. Selbst wenn er sich damit befasst, bei deutlich widersprüchlichen Ratschlägen hat der Patient jetzt das Problem, sich entscheiden zu müssen. Das alles trägt nicht gerade zur Verbesserung des seelischen Wohlbefindens bei.

Wer einem Krebspatienten wirklich helfen möchte, sollte eigene Aktivitäten und ungefragte Ratschläge erst einmal zurückstellen. Was von den Patienten als wirklich hilfreich empfunden wird, ist, wenn jemand fragt: »Was kann ich tun, damit es dir bessergeht?« Jetzt hat der Betroffene die Möglichkeit, zu überlegen und auch zu spüren, was er dann braucht. In dem Moment, wo er dies äußert, ist es wichtig, dass er es auch bekommt. Wenn also die Antwort lautet: »Ich brauche jetzt zwei Stunden meine Ruhe«, so können Sie Ihre Hilfsbereitschaft dadurch zeigen, dass Sie den Menschen auch zwei Stunden allein lassen. Manchmal wird es dem Patienten vielleicht guttun, einfach einmal im Arm gehalten zu werden; das macht aber niemand mit ihm, weil keiner danach fragt und natürlich nicht jeder von selbst auf die Idee kommt, das zu tun.

Einer Brustkrebspatientin vor der Operation schon den Katalog des Bademodenherstellers mit eingearbeiteten Busenprothesen mitzubringen mag eine hilfreiche Absicht sein. Ob es aber auch tatsächlich als Hilfe empfunden wird, dürfte fraglich sein. Vielleicht wäre es besser, das tiefe, innige Gefühl zu vermitteln, auch als Frau mit nur einer Brust geliebt zu werden.

Was auf alle Fälle hilfreich ist

Ganz gleich, in welchem Stadium der Krebserkrankung Sie stehen, und unabhängig davon, wie Sie sich Ihren Heilungsweg vorstellen, gibt es Maßnahmen, die auf jeden Fall nur gut sein können. Zum Beispiel die folgenden.

Bewegung

Vor etwa hundert Jahren waren die Menschen in der Regel täglich noch etwa 30 bis 40 Kilometer zur Nahrungssuche, zum Sammeln von Feuerholz usw. zu Fuß unterwegs. Heutzutage hat sich diese Strecke auf wenige hundert Meter reduziert. Der Körper ist jedoch immer noch der gleiche und normalerweise auf Bewegung ausgelegt. Bewegung beeinflusst das vegetative Nervensystem. Als Folge normalisieren sich der Blutdruck und die Herzfrequenz. Das Herzschlagvolumen wird gesteigert, und es wird viel mehr Sauerstoff durch den Körper transportiert. Ausreichende Bewegung sorgt im Gehirn für die Ausschüttung von Endorphinen und wirkt damit antidepressiv und stressabbauend.

Zusätzlich wird die Neubildung gesunder Nervenzellen unterstützt. Ein Mensch, der sich bewegt, aktiviert seinen Stoffwechsel und fördert die Fettverbrennung in der Muskulatur. Das gesamte Immunsystem wird verbessert, und entzündungshemmende Substanzen werden vermehrt ausgeschüttet. Die Muskulatur wird gestärkt und kann somit Knochen und Gelenke entlasten. Wer den Körper bewegt, wird auch geistig beweglicher.

Versuchen Sie auf alle Fälle, Ihr Bewegungspensum zu steigern. Gehen Sie Treppen, statt den Aufzug zu benutzen, nehmen Sie das Fahrrad statt das Auto. Jede Minute, die Sie sich mehr an der frischen Luft bewegen als bisher, ist hilfreich. Es ist besser, Sie bewegen sich dreimal am Tag für fünf Minuten, statt sich vorzunehmen, einmal in der Woche eine halbe Stunde zu joggen, und es dann doch nicht tun.

Trinken

Bauen Sie Ihren Alkoholkonsum gegebenenfalls schrittweise ab und trinken Sie mehr Tee, Saft oder Wasser. Optimal wären 1,5 bis 3 Liter am Tag. Je höher die Qualität des Getränks, umso besser. Nehmen Sie lieber ein »stilles« statt ein Mineralwasser. Viel zu trinken unterstützt alle Ausscheidungsorgane wie beispielsweise Galle, Leber oder Niere. Diese haben ohnehin durch den Tumor an sich und durch die Wirkung von Medikamenten oder die Chemotherapie deutlich mehr zu tun als sonst. Unterstützen Sie jene wichtigen Funktionen durch ausreichende Flüssigkeitszufuhr.

Ernährung

Stellen Sie sich die Frage, ob das, was Sie zu sich nehmen, »Nahrungs«- oder »Lebens«mittel sind: Ihr Körper ist durch die Krankheit ohnehin schon stark belastet. Muten Sie ihm nicht auch noch unnötige Belastungen durch eine schlechte Ernährung zu. Wir haben die Angewohnheit, zu viel, zu schnell und das Falsche zu essen. Wirkliche »Lebens«mittel sind möglichst naturbelassen oder nur wenig verändert. Die lebendigsten Stoffe, die Sie Ihrem Körper zuführen, sind die besten.

Wählen Sie Produkte aus hochwertigem biologischem Anbau. In vielen Gegenden gibt es einen Lieferservice der Biohöfe, der Ihnen frische Lebensmittel nach Hause bringt.

Tauschen Sie Ihr Speiseöl aus gegen ein gutes und kaltgepresstes Leinöl. Drei Esslöffel davon, über den Tag verteilt, haben eine positive Wirkung auf den gesamten Körper. Achten Sie darauf, dass es süßlich und nussig schmeckt, denn dann ist es frisch. Wenn es bitter schmeckt, ist es bereits verdorben. Bei der Lagerung sollte es möglichst wenig Kontakt mit der Luft bekommen, nicht warm werden und möglichst wenig dem Licht ausgesetzt sein.

Verzichten Sie auf Schweinefleisch. Das Schwein ist grundsätzlich ein intelligentes Wesen, und die Struktur des Fleisches ist der des Menschen sehr ähnlich. Durch die heutigen Abläufe in der Schweinezucht und insbesondere bei der Schlachtung setzen sich alle unangenehmen Energien im Fleisch fest und werden vom Menschen leicht aufgenommen.

Alternative Untersuchungen

Wenn Sie sich noch eine weitere Meinung zu Ihrem körperlichen Zustand einholen wollen, so können Sie zu einem Heilpraktiker gehen und sich dort eine Mineralstoffanalyse des Bluts machen lassen. Der Heilpraktiker lässt Parameter untersuchen, die im klassischen Blutbild der Schulmedizin nicht vorkommen. Es kann zum Beispiel sein, dass nur ein bestimmter Mineralstoff fehlt, damit der Körper die Chemotherapie besser verträgt oder das Immunsystem in Schwung kommt.

Ich habe so etwas selbst erlebt, und zwar in einer Phase, in der ich viel Sport trieb. Ich hatte immer wieder Muskelkrämpfe, und jeder empfahl mir, Magnesium zu nehmen. Auch eine schulmedizinische Untersuchung kam zu diesem Ergebnis. Eine Mineralstoffanalyse, durchgeführt von einer qualifizierten Heilpraktikerin, zeigte allerdings auf, dass ich einen Magnesiumüberschuss im Blut hatte, jedoch einen Kalziummangel. Eine weitere Zufuhr von Magnesium hätte also nichts gebracht. Der Kalziummangel führte hingegen dazu, dass der Körper das

Magnesium nicht verarbeiten konnte. Nach einer kurzen Einnahmezeit von Kalzium sank mein Magnesiumspiegel auf das Normalmaß, und es traten keine Krämpfe mehr auf.

Was will die Seele Ihnen jetzt sagen?

Sehr wahrscheinlich reagieren Sie auf diese Frage erst einmal mit Ratlosigkeit und Kopfschütteln. Das ist auch nur allzu verständlich; denn woher sollte nun schon eine klare Antwort auf diese Frage kommen? Außerdem wäre es eine Grundvoraussetzung, dass Sie überhaupt daran glauben können, Ihre Seele möchte Ihnen mit der Krebserkrankung etwas sagen. Die Antwort hängt sicherlich auch davon ab, in welchem Stadium Sie sich befinden. Wurde Ihnen gerade erst die Diagnose eröffnet? Sind Sie bereits operiert? Gibt es schon eine Anschlussbehandlung? Sind Sie auf dem Weg der Gesundung, oder sind Metastasen festgestellt worden? So verschieden, wie diese Stadien im Zusammenhang mit einer Krebserkrankung sein können, so gleichbleibend kann der rote Faden dessen sein, was die Seele Ihnen sagen möchte.

Ich biete Ihnen hier eine kleine Auswahl an Aussagen von Patienten an, die Ihnen helfen können, Ihre eigene Antwort zu finden:

* »Erst habe ich es als Niederlage und Versagen empfunden, dann aber als Aufforderung zum Kämpfen.«
* »Als mir der Arzt die Diagnose sagte, war mir klar, dass ich

jetzt all das ändern musste, wovor ich mich schon so lange gedrückt habe.«

- »Jetzt, wo ich es überstanden habe, kann ich erkennen, dass es die größte Chance in meinem Leben für einen Neubeginn war.«
- »Erst habe ich es als Ungerechtigkeit Gottes empfunden, mich so zu bestrafen, und heute ist es ein Geschenk für mich. Denn meine Prioritäten haben sich völlig verändert; und mein Leben hat eine neue Qualität bekommen.«
- »Ohne meinen Krebs hätte ich meine Seele nie entdeckt.«
- »Ich wurde gezwungen, endlich die Verantwortung selbst zu übernehmen und aus meinem Leben etwas zu machen.«

Über die Schulmedizin und Alternativen

Möglichkeiten und Grenzen der Schulmedizin

Wie alles im Leben hat auch das schulmedizinische System seine zwei Seiten. Wir können uns glücklich schätzen, dass die Versorgung bei Notfällen ausgeklügelt und schnell ist. Wurden vor zwanzig Jahren mit heute fast primitiv anmutenden Betäubungsmethoden noch große Öffnungen am Körper vorgenommen, um eine Operation durchführen zu können, so geht dies nun oft mittels eines Endoskops, und die Leistungen der Mikrochirurgie erfordern häufig nur einen kleinen Schnitt. So umstritten die Schönheitschirurgie sein mag, so hilfreich sind ihre Verdienste bei der Wiederherstellung der äußeren Hülle des Menschen nach einem Unfall oder einer Brandverletzung. Frühgeborene haben heute durch die Fähigkeiten der Medizin eine Überlebenschance, an die vor dreißig Jahren noch niemand geglaubt hätte. Ein halbstündiger Eingriff mit Hilfe der Lasertechnik zur Linderung des grauen Stars wird mittlerweile bereits ambulant durchgeführt. Es ist noch nicht lange her, da hat diese Augenerkrankung noch oft zur Blindheit geführt. So manch einer wäre schon lange gestorben, wenn es die hochtechnisierten Intensivstationen nicht gegeben hätte. Mit gigantischen finanziellen Mitteln wird geforscht, entdeckt und weiterentwickelt. Dabei muss in Kauf genommen werden, dass es auch diskussionswürdige Forschungszweige wie beispielsweise die Genmanipulation gibt.

Ein eindeutiges Defizit des Gesundheitssystems ist es jedoch, dass man weithin nicht über den Tellerrand hinausschaut. In England etwa gilt es als Selbstverständlichkeit, dass es in der Arztpraxis einen Behandlungsraum gibt, in dem ein Geistheiler tätig ist. In Deutschland darf ein Arzt sich nicht einmal die Praxis mit einem Heilpraktiker teilen.

Das größte Manko der Schulmedizin sei an einem Beispiel aufgezeigt: Stellen Sie sich einmal vor, Sie sind mit Ihrem Auto unterwegs, und plötzlich leuchtet am Armaturenbrett die Signalleuchte für den Ölstand auf. Was werden Sie tun? Die Antwort wird vermutlich in diese Richtung gehen: »Ist doch logisch, so schnell wie möglich Öl nachfüllen.« Das können wir entweder selbst machen, oder wir fahren in die Werkstatt.

Wenn wir dieses Beispiel auf die Vorgehensweise der Schulmedizin übertragen, so könnte es folgendermaßen ablaufen. Das Aufleuchten der Lampe ist ein Warnsignal, es entspricht einem Symptom. Mit diesem Krankheitszeichen gehen wir zum Arzt, der es genauer untersuchen wird. Das heißt, er wird die »Leuchtkraft der Lampe« prüfen, also die elektrische Spannung, nachschauen, ob es auch in der richtigen Farbe brennt und so weiter. Anschließend wird er mit einer Behandlung beginnen, die so aussehen könnte, dass er über diese Signalleuchte ein Pflaster klebt, die Leuchte schwarz anmalt oder vielleicht nur die Birne entfernt. Dies wäre nach landläufiger Auffassung eine schulmedizinische Symptombehandlung, in der die Frage nach der wirklichen Ursache meistens nicht gestellt wird, der Arzt aber zufrieden ist, wenn dank seiner Behandlung die Leuchte nicht mehr brennt. Die Folge wäre, dass wir mit zu wenig Öl weiterführen und es nur eine Frage der Zeit wäre, bis sich der Motorschaden einstellte.

Dies ist sicherlich eine sehr vereinfachte und überzeichnete Darstellung. Sie macht jedoch das Dilemma der klassischen Behandlungen deutlich. Es wird mit großem Aufwand und viel Engagement versucht, ein Symptom zu beseitigen, die Frage nach der dahinterliegenden, wirklichen Ursache bleibt jedoch unbeantwortet. Jeder Arzt kennt aus seinem jahrelangen Studium die Funktionsweisen der Organe des menschlichen Körpers. Liegt eine Fehlfunktion in irgendeiner Form vor, so wird versucht, mit allen zur Verfügung stehenden Mitteln diese Fehlfunktion zu beseitigen.

Eine weitere unangenehme Nebenwirkung der klassischen Medizin sind die sogenannten iatrogenen – d. h. »vom Arzt erzeugten« – Krankheiten (das griechische Wort *iatrós* bedeutet »Arzt, Heilkundiger«). Dabei handelt es sich um Krankheiten, die nur aufgrund der Tatsache entstehen, dass sie behandelt werden. Es gibt beispielsweise Patienten, die wegen eines Beinbruchs operiert werden, nach der OP infolge des Platzmangels auf dem Flur »zwischengeparkt« werden und sich dort stark erkälten. Die daraus eventuell entstehende Lungenentzündung wäre eine solche iatrogene Krankheit.

»Ihr Blutbild ist völlig in Ordnung« – eine Aussage, die für viele Patienten äußerst beruhigend ist. Doch was sagt dies wirklich aus? Es bedeutet nur, dass die Bestandteile des Blutes, die untersucht worden sind, im Rahmen der Werte liegen, die Schulmedizin und Pharmaindustrie als »in Ordnung« festgelegt haben. Ob damit wirklich alle wichtigen Teile des Blutes analysiert worden und ob die Grenzwerte sinnvoll sind, wird damit nicht ausgesagt.

In den letzten Jahren gab es einen sprunghaften Anstieg der Menschen, deren Cholesterinwerte zu hoch waren. Schon lange vorher waren die Cholesterinwerte ein hervorragendes Instrument, um die Ernährungsgewohnheiten der Bevölkerung zu beeinflussen. Auf diesem Wege wurden eine Menge neuer

Medikamente und Nahrungsmittel kreiert. Im Laufe der Zeit sanken tatsächlich die durchschnittlichen Cholesterinwerte, und der Umsatz drohte zurückzugehen. Also wurden vor einigen Jahren die Grenzwerte für Cholesterin willkürlich gesenkt, so dass es wieder mehr Menschen gibt, deren Werte jetzt zu hoch waren und die behandelt werden können.

Unser Gesundheitssystem kann aufgrund seiner elementarsten Strukturen nicht funktionieren. Es ist ein seltsamer Zustand, wenn der Arzt, der einen Eid darauf geschworen hat, jedem zu helfen – also versucht, ihn zur Gesundheit zu bringen –, nur dann mit seiner Praxis existieren kann, wenn möglichst viele Leute krank sind.

Prägnant auf den Punkt gebracht wird dies in folgender Anekdote: Nachdem der junge Mann sein Medizinstudium beendet hat und jetzt Dr. med. ist, übernimmt er die Praxis seines Vaters. Eines Tages kommt er freudestrahlend nach Hause und berichtet seinem alten Herrn ganz stolz, dass Frau Meier durch seine neue Behandlung jetzt gesund sei. Der Vater schüttelt den Kopf und antwortet: »Mein lieber Junge, du hast noch viel zu lernen. Frau Meier ist seit über dreißig Jahren meine Patientin gewesen. Sie hat indirekt eine Menge deiner Weihnachtsgeschenke bezahlt, unseren Familienurlaub und dir dein teures Studium mitfinanziert. Und du gehst jetzt her und heilst sie ...«

Ein gravierender Einflussfaktor in unserem Gesundheitssystem ist die Pharmaindustrie, ein Industriezweig mit Milliardenumsätzen und manchmal astronomischen Gewinnspannen. Sosehr auch alle Vertreter dieser Unternehmen in ihren Werbebotschaften behaupten mögen, es gehe ihnen ausschließlich um das Wohl von Patienten, so kritisch hinterfragt darf das werden. Existenzgrundlage eines jeden Wirtschaftsunternehmens sind die Gewinne, die erzielt werden. Wie die Frage in den Vorstandsetagen entschieden wird, ob nun ein Mittel auf den Markt gebracht wird, das wirklich zur Gesundheit führen kann, jedoch finanzielle Verluste für die Firma bringt, oder ob lieber ein solches plaziert wird, das eine geringere Wirkung hat, dafür aber Gewinne bringt, dürfte eindeutig sein.

Das aktuelle Abrechnungssystem der Krankenkassen hat zur Folge, dass der Arzt in seiner Praxis pro Patient und Quartal nur etwa 14 Euro erhält. Die Praxis muss also eine solche Frequenz an Patienten haben, dass der Umsatz über die Menge gemacht wird. Das Ergebnis davon ist die Tatsache, dass ein Arzt durchschnittlich nur sieben Minuten Zeit für einen Patienten hat. Diese sieben Minuten sollen ausreichen für eine gründliche Untersuchung, eine sorgfältige Diagnose, eine ausführliche Befundbesprechung mit dem Patienten und vielleicht auch noch ein paar aufmunternde Worte. So kann es wohl kaum funktionieren.

Wie ein Gesundheitssystem theoretisch funktionieren kann, illustriert folgender Denkanstoß aus dem Asien früherer Zeiten. In jedem Dorf soll es einen Arzt gegeben haben, der von allen Einwohnern bezahlt wurde. Er wurde gut und reichlich bezahlt – allerdings nur von den gesunden Einwohnern. In dem Moment, da jemand krank wurde, hatte er das Recht, die Zahlung einzustellen und sie erst dann wiederaufzunehmen, wenn er gesundet war. Bei dieser Konstellation ist es leicht nachvollziehbar, welch großes Interesse der Arzt an der Gesundheit seiner Patienten hatte ...

Die Schulmedizin hat hervorragende Erklärungsmodelle dafür, wie der Mensch krank wird, jedoch zu wenig Antworten auf die Frage, warum. Wenn beispielsweise an einem verregneten Nachmittag an einer Bushaltestelle ein frisch verliebtes Pärchen, leicht bekleidet und schon durchnässt, steht und direkt daneben ein Ehepaar, das gerade von einer Beerdigung kommt und sich erkältet, so kann die Schulmedizin erklären, welche Vorgänge im Körper des Ehepaars abgelaufen sind, aufgrund deren es krank geworden ist. Keine Erklärung hat sie jedoch dafür, warum sich das verliebte Pärchen nicht auch erkältet.

Es können keine Zweifel daran bestehen, dass es eine ganze Menge Missstände in unserem Gesundheitssystem gibt. So sind junge Ärzte in ihrer Praktikumszeit sicherlich unterbezahlt und überlastet. Diese Umstände werden in den Medien dann gern als grundsätzliche Belastungen für alle Mediziner dargestellt. Nach Veröffentlichung der bayerischen Landesärztekammer ist die Zahl der berufstätigen Ärzte in den letzten zehn Jahren von 44 000 auf über 50 000 angestiegen. Es gibt also allein in Bayern 6000 Ärzte mehr, die sich um Patienten kümmern. Werden diese Zahlen auf die Bevölkerung umgerechnet, so hat jeder Arzt statistisch nur zirka 250 Einwohner zu versorgen. Jeder Arzt, der sich in seiner Praxis überlastet fühlt und mit dem Abrechnungssystem der Krankenkassen nicht einverstanden ist, hat die Möglichkeit, seine Kassenzulassung zurückzugeben und im Rahmen einer Privatpraxis weiterzuarbeiten. Da die Patienten hier ihre Rechnungen selbst zahlen müssten, würden sie dies sicher nur tun, wenn der Arzt im Ruf steht, wirklich helfen und heilen zu können. Ist das der Grund dafür, warum so wenige Mediziner diesen Schritt gehen?

Ich möchte jedoch nicht nur den Finger in Wunden legen, sondern auch Verständnis für das Dilemma zeigen, in dem sich die Mediziner befinden. Sie haben sich irgendwann dafür entschieden, Arzt zu werden, und dafür ein sehr langes und anstrengendes Studium auf sich genommen. Auch die Doktorarbeit dürfte für reichlich Arbeit und Belastung gesorgt haben. Nach der Approbation sind sie dann oft hoch motiviert und wollen sich dadurch auszeichnen, möglichst vielen Menschen möglichst schnell zur Gesundheit zu verhelfen. Wie groß muss da der Frust sein, wenn Patienten immer wieder mit den gleichen Beschwerden in die Praxis kommen oder sich die Symptome trotz intensivster Behandlung auch noch verschlechtern? Für viele Mediziner stellt die Realität in der alltäglichen Praxis eine extreme Belastung dar, denn in unzähligen Fällen verläuft der Heilungs- beziehungsweise der Krankheitsprozess völlig anders, als sie es in ihrem Studium gelernt haben. Viele Ärzte zweifeln dann irgendwann an sich selbst, an ihrer Kompetenz oder auch an dem Willen ihrer Patienten, wirklich gesund zu werden. All das trägt nicht gerade dazu bei, ein Klima zu schaffen, in dem Heilung wirklich möglich ist.

Trotz all des Gesagten ist es auch zu würdigen, mit welch großem Einsatz und Engagement viele Ärzte nichts anderes im Sinn haben als die Frage, wie sie ihren Patienten helfen können. Gerade im Umgang mit Krebspatienten ist es für die Ärzte schwierig, die richtigen Umgangsformen zu finden. Ein Arzt, der sich besonders mitfühlend um einen Patienten kümmert, löst in diesem vielleicht den Gedanken aus: »Es muss wohl ganz schlecht um mich stehen.« Versucht der Arzt, eher sachlich zu bleiben, so besteht auch da die Gefahr der Fehlinterpretation durch den Patienten, der vielleicht der Meinung ist: »Wenn es noch Hoffnung gäbe, würde sich der Arzt mehr um mich kümmern.« Sicherlich ein zwischenmenschliches Dilemma, das in allen Lebensbereichen vorkommt, in Zusammenhang mit einer Krebserkrankung jedoch mit ganz eigener Dynamik. Eine Lösung könnte in einem offenen Gespräch bestehen, bei dem jeder der Beteiligten über seine Gefühle spricht und das, was das Verhalten des anderen in ihm auslöst.

Operation, Bestrahlung
und Chemotherapie

Bei einer Krebserkrankung sind die klassischen Behandlungsmethoden der Schulmedizin die Operation, die Bestrahlung
und die Chemotherapie.

Die Operation

Falls ein Tumor diagnostiziert wird und sich klar genug durch
ein bildgebendes Verfahren vom übrigen Gewebe abzeichnet,
ist die Operation der klassische erste Schritt. Mit dem Entfernen der Krebszellen aus dem Körper sollen ein weiteres
Wachstum und die Metastasenbildung verhindert werden. So
sinnvoll, wie es sein kann, das Gesamtsystem des menschlichen Körpers von dieser Geschwulst zu befreien, so kritisch
darf ein solcher Eingriff dennoch hinterfragt werden. Denn
alles, was mit einer Operation zu tun hat, beeinflusst unsere
Gefühlswelt und unser Seelenleben. »Lieber mehr als weniger«
ist auch heute noch einer der weitverbreiteten Grundsätze
bei der operativen Entfernung von Karzinomen. Das heißt, es
wird bewusst weiträumig um den Krebs herum auch gesundes
Gewebe entfernt. Wenn man sich vorstellt, der Tumor hätte
die Größe eines Stücks Würfelzucker, so wird möglicherweise
Gewebe entfernt, das der Größe einer Mandarine entspricht.
Dies kann während der Operation nicht nur die Gefahr der
Verletzung von gesundem Gewebe mit sich bringen, sondern
es werden auch zig Millionen gesunder Zellen entfernt, die ih-

ren Beitrag dazu leisten, dass zum Beispiel das Immunsystem stabil bleibt.

Neben diesem Umstand besteht das Risiko, das jeder operative Eingriff mit sich bringt: zum Beispiel, dass durch die eine Operation vorbereitende Punktion oder Gewebeentnahme der Tumor verletzt wird und Krebszellen über das Blut in das Kreislaufsystem kommen. Die Anästhesie, die für eine manchmal stundenlange Operation erforderlich ist, führt auch zu einer Schwächung des gesamten Organismus. Je nach Größe und Lage des Tumors kann es erforderlich sein, dass der Körper auf dem OP-Tisch in eine Lage gebracht werden muss, die von einer normalen Haltung völlig abweicht. Dabei werden dann Körperteile oft stark verdreht und für die Dauer der Operation fixiert, was dazu führen kann, dass Patienten danach schmerzende Körperteile haben, die nicht direkt von dem Eingriff betroffen waren.

Ein weiteres Risiko jedes Eingriffs besteht in den bereits genannten iatrogenen Krankheiten. Ist beispielsweise eine Erkältung im normalen Alltag schon unangenehm, so wird ein ständiges Husten mit entsprechender Verkrampfung in der oberen Körperhälfte nach einer Brustoperation kaum auszuhalten sein.

Falls Ihnen eine Operation empfohlen wird, versuchen Sie also, möglichst viel über die Vorbereitungen, die Durchführung und die potenziellen Folgen zu erfahren. Schauen Sie sich nach Möglichkeit auch das Krankenhaus und die Zimmer an; denn es ist nachgewiesen, dass der Heilungsprozess deutlich schneller verläuft, wenn sich der Patient in seiner Umgebung wohl fühlt. Sprechen Sie offen mit dem Arzt darüber, wenn Ihnen etwas nicht gefällt. Und falls es gar nicht anders geht, wechseln Sie den Arzt oder versuchen Sie, sich in einem anderen Krankenhaus behandeln zu lassen.

Die Bestrahlung

Die zweite klassische Behandlungsmethode ist die Bestrahlung. Sie wird eingesetzt, wenn der Tumor aufgrund seiner Lage nicht entfernt werden kann, und auch zur Nachbehandlung bei bereits erfolgten Operationen. Einige Krebsarten sprechen direkt auf die Bestrahlung an, es können damit Heilungserfolge erzielt werden.

Vielen Patienten verursacht allein die Vorstellung, »bestrahlt« zu werden, dennoch eine »Gänsehaut«. Denn alles, was mit Strahlung zu tun hat, ist im allgemeinen Bewusstsein »negativ besetzt«. Zusätzlich kursieren viele Berichte über unangenehme Nebenwirkungen wie beispielsweise Verbrennungen, Verdauungsstörungen, die meist in Form von Durchfall auftreten, sowie Rötungen und Veränderungen der Hautfarbe. Des Weiteren wird das alltägliche Leben ebenfalls von den Nebenwirkungen der Bestrahlung beeinträchtigt. So kann es sein, dass andere Seifen oder Duschgels verwendet werden müssen, Deosprays und vielleicht auch das Lieblingsparfüm nicht mehr verwendet werden dürfen, was wiederum zumindest Einfluss auf unser Wohlgefühl und unser seelisches Gleichgewicht hat.

Sosehr sich jeder Radiologe sicherlich anstrengt, die richtige Strahlenart und -dauer zu ermitteln, kann er jedoch nicht verhindern, dass die Strahlen auch wichtige Zellen des Immunsystems zerstören. Fragen Sie also unbedingt vor Beginn einer Strahlentherapie nach allen möglichen Nebenwirkungen, auch auf benachbarte Organe im Strahlungsbereich und ihre veränderten Funktionen.

Es ist sehr sorgfältig abzuwägen, wenn beispielsweise im Anschluss an eine Operation eine Strahlentherapie vorgeschlagen wird, nur um einer eventuellen Metastasenbildung vorzubeugen. Bei der Bestrahlung des Brustkorbs sind oft Atemnot und Hustenanfälle unangenehme Begleiterscheinungen. Dann verbringen Sie möglicherweise mehr Zeit mit Übungen, um die Leistungsfähigkeit der Lunge zu erhalten, als Sie für die Bestrahlung selbst aufwenden. Sollte der Mundraum im Strahlenkegel liegen, so ist eine Veränderung der Geschmacksempfindung möglich, und Ihre Lieblingspizza schmeckt dann vielleicht nur noch nach kaltem Metall.

Die Chemotherapie

Der dritte Bereich der klassischen Behandlungsmethoden ist die Chemotherapie. Genau genommen ist das nichts anderes als die Verabreichung bestimmter Medikamente, um den Krebs zu entfernen, sein weiteres Wachstum zu stoppen oder die Bildung von Metastasen zu verhindern. Da die sogenannten Zytostatika in den Anfangszeiten dieser Behandlungsmethode ausschließlich chemischer Art waren, hat sich der Begriff »Chemotherapie« eingebürgert. (Der Begriff »Zytostatikum« ist abgeleitet von den griechischen Wörtern *kýtos* [= »Höhlung, Wölbung«; das Wortbildungselement »Zyt...« hat die Bedeutung »Zelle«] und *statós* [= »stehend, stillstehend«].) Es dürfte im gesamten Bereich der medizinischen Anwendungen kaum eine Therapieform geben, über die kontroverser diskutiert wird.

Seit den Anfangsjahren der Chemotherapie war eine der mit Sicherheit auftretenden Nebenwirkungen der Ausfall der Körperbehaarung. Ein Krebspatient war eindeutig an der Glatze und den fehlenden Augenbrauen zu erkennen. Seitdem ist mit einem gigantischen Aufwand und mit dem Einsatz von Milliardensummen geforscht worden, um die Wirkung der Zytostatika zu optimieren. Zweifellos wurden die Nebenwirkungen einer Chemotherapie deutlich reduziert, es wurden Unmengen verschiedener Stoffe auf ihre Verwendbarkeit im Rahmen einer

Chemotherapie untersucht. In diesem Zusammenhang ist es auch interessant, dass bei der Zusammenstellung der Zytostatika der Anteil der Antiemetika (Mittel gegen Erbrechen) immer größer geworden ist. Dadurch wurde zwar diese Nebenwirkung reduziert, aber heißt das im Umkehrschluss auch automatisch, dass die Chemotherapie besser gegen den Tumor wirkt?

Wie bei allen anderen Behandlungsformen kann auch bei der Chemotherapie nicht verhindert werden, dass gesunde Körperzellen in Mitleidenschaft gezogen werden. Kann es dann wirklich sinnvoll sein, durch den Versuch, die Krebszellen zu beseitigen, auch den Rest des Systems zu schwächen? Welchen Sinn macht die Chemotherapie, wenn ich mit einem noch viel größeren Aufwand versuchen muss, die körpereigene Abwehr zu stabilisieren, um die Behandlung überhaupt zu verkraften?

Die große Kunst bei der Verabreichung einer Chemotherapie besteht darin, die Zusammensetzung und Konzentration der einzelnen Bestandteile so präzise zu kombinieren, dass eine möglichst hohe Wirkung auf die Krebszellen ohne schädigende Nebenwirkungen erreicht wird. Somit müsste jeder Arzt, der für einen Patienten die Chemotherapie verordnet, genauestens den Gesamtzustand des Zellsystems dieses Menschen kennen. Da dies in der täglichen Praxis unmöglich ist, werden die Zytostatika nach den Empfehlungen der Pharmaindustrie und Erfahrungswerten des Arztes verabreicht. Wie groß bei dieser Vorgehensweise die Wahrscheinlichkeit ist, die optimale Dosierung und Zusammensetzung gefunden zu haben, mag jeder selbst einschätzen. Wird beispielsweise im Anschluss an eine Tumoroperation körpereigenes Gewebe wie etwa Hautlappen transplantiert, so werden begleitend dazu auch Medikamente verabreicht, die das Immunsystem verändern, um eine Abstoßungsreaktion zu verhindern. Kommen dann noch die abwehrschwächenden Faktoren einer Chemotherapie dazu, ist es durchaus möglich, dass diese mehr schädigt als nutzt.

Und trotzdem gibt es genügend Ärzte, die absolut überzeugt davon sind, dass die Chemotherapie hilfreich ist. Wenn sie in der Lage sind, diese feste Überzeugung glaubhaft an den Patienten zu transportieren, und dieser ebenfalls sein Heil in einer Chemotherapie sieht, so sollte er sie unbedingt in Anspruch nehmen. In diesem Fall kann schon der Glaube an die Wirkung den Heileffekt hervorrufen.

Alternative Methoden der Schulmedizin

Ergänzend zu den klassischen Behandlungsmethoden haben sich im Laufe der Jahre weitere Therapieformen entwickelt, die zum Teil von der Schulmedizin akzeptiert sind und oft von Ärzten durchgeführt werden, zum Teil aber auch auf große Ablehnung bei ihnen stoßen. Wer sich mit alternativen Heilmethoden bei Krebs beschäftigt, wird auf eine große Zahl sehr unterschiedlicher Aussagen stoßen. Bei sogenannten eindeutigen Ergebnissen von Studien ist besondere Vorsicht geboten; und es sollte immer die Frage gestellt werden, wer die betreffende Untersuchung finanziert hat. Sie werden nicht umhinkommen, irgendwann für sich selbst einen Standpunkt zu diesen Ergebnissen einzunehmen und sich möglicherweise für oder gegen etwas zu entscheiden. Wenn die Fakten zu verwirrend sind, zu allgemein und zu vielseitig, bleibt Ihnen nur übrig, sich auf Ihr Gefühl zu verlassen. Stellen Sie sich dann die Frage, mit welcher der möglichen Entscheidungen sich Ihre Seele am wohlsten fühlt.

Eine der frühesten alternativen Heilmethoden ist die Misteltherapie. Bereits 1920 wurde die Mistel von dem Anthroposophen Rudolf Steiner bei der Behandlung von Krebspatienten einbezogen. Die *Münchner Medizinische Wochenschrift* beschrieb die Pflanze als wirksame Hilfe bei Bluthochdruck und hielt ihren Einfluss auf Tumorgewebe im Körper ebenfalls für möglich.

Mistelpräparate werden in allen denkbaren Varianten angeboten. Dies reicht vom Teebeutel über Nahrungsergänzungsmittel bis hin zur hochdosierten Injektion, die Ihnen ein Arzt verabreichen kann. Wenn Sie unsicher sind und für sich entscheiden sollen, fragen Sie danach, wie viel Inhaltsstoffe in dem Präparat vorhanden sind und welche Dosis der menschliche Körper aufnehmen und sinnvoll verarbeiten kann. Und dann können Sie nach Ihrem Gefühl entscheiden.

Eine weitere Methode in der Palette der Krebsbehandlungsmöglichkeiten ist die Hyperthermie, die Überhitzung, die auch als »künstliches Fieber« bezeichnet wird. Dabei unterscheidet man zwischen der Ganzkörperhyperthermie und deren lokalem Einsatz bei bestimmten Organen oder Körperteilen. Die Wirkung auf die Krebszellen besteht darin, dass der Körper oder Teilbereiche davon auf über 40 Grad erhitzt werden, wodurch die Krebszellen absterben. Bei Temperaturen zwischen 42 und 45 Grad werden direkte »Schmelzungsprozesse« beobachtet. Um diese Überhitzungen verarbeiten zu können, wird das Immunsystem parallel dazu mit Vitaminpräparaten unterstützt. Normalerweise würde sich ein Mensch bei solchen Körpertemperaturen schon in Todesnähe befinden, weshalb die Durchführung nicht ohne Risiko ist. Inzwischen hat sich die Hyperthermie jedoch als gängige und oft wirkungsvolle Therapie etabliert, und es gibt einige Behandlungszentren in Deutschland, die darauf spezialisiert sind.

Auch hier gilt, wie bei allen anderen möglichen Methoden, der deutliche Hinweis, bei allen Entscheidungen auf Ihr Gefühl zu achten. Nur wenn Sie bei der Wahl, die Sie treffen, auch ein gutes Gefühl haben, können die seelischen Kräfte freigesetzt werden, die die Wirkung unterstützen.

Psychoonkologie und Psychosomatik

Psychoonkologie

Im Zuge der Behandlung von Krebspatienten hat sich in den letzten Jahren deutlich gezeigt, dass die Psyche des Menschen einen maßgeblichen Einfluss hat. Daraus entstand das medizinische Fachgebiet der Psychoonkologie. Diese befasst sich mit dem psychischen, den sozialen und den sozialrechtlichen Folgen und Begleiterscheinungen einer Krebserkrankung.

Angefangen hat die Entwicklung der Psychoonkologie in den siebziger Jahren mit der Untersuchung von psychosozialen Einflussfaktoren auf die Entstehung von Krebs. Das erste Ergebnis dieser Forschungen war die Klassifizierung einer bestimmten Krebspersönlichkeit, der damals als Typ C klassifiziert wurde. Bei Menschen dieses Typus wurden bestimmte Verhaltensweisen und Charaktereigenschaften festgestellt, die dann als ursächlich oder zumindest förderlich für die Entstehung der Krebserkrankung gehalten wurden. Nachdem sich jedoch gezeigt hatte, dass jene Persönlichkeitsmerkmale auch bei anderen Krankheiten vorkamen und es genauso viele Menschen gab, die sie aufwiesen, jedoch nicht krank wurden, legte man den Typ C zu den Akten (siehe auch den Abschnitt »Gibt es eine Krebspersönlichkeit?« auf Seite 66).

Anschließend befasste sich die Psychoonkologie mit den besonderen seelischen Belastungen, die eine Krebserkrankung mit sich bringt, und damit, in welcher Form sich diese auf die Lebensqualität des Betroffenen auswirken. Das Ergebnis waren vielseitige Programme, die über die Beeinflussung der Psyche des Patienten – also Gedanken, Lebensanschauungen und Ähnliches – dazu führen sollten, dass er mit seiner Krebserkrankung besser umgehen kann und seine verbleibende Zeit in akzeptabler Qualität verbringt. Dabei werden möglichst alle Aspekte in seiner Lebensführung beachtet. Über Kommunikationstraining werden die Interaktionen im Familienverband verbessert, Visualisierungsübungen können Behandlungsmethoden unterstützen oder das individuelle Schmerzempfinden verändern, und durch Kreativitätstechniken kann weiteres heilendes Potenzial freigesetzt werden.

Dies sind zweifellos wichtige und wirkungsvolle Hilfestellungen im Umgang mit einer Krebserkrankung, sie stellen für mich jedoch nur die zweitbeste Lösung dar. Denn es wird lediglich daran gearbeitet, wie mit einem äußerst unangenehmen Zustand umgegangen werden kann. Die alles entscheidende Frage nach der wirklichen psychischen Ursache der Krebserkrankung und deren möglicher Lösung wird nicht gestellt. Bildlich gesprochen, wird vieles getan, um das Kind, das in den Brunnen gefallen ist, zu versorgen, jedoch keiner fragt, warum es dort hineingefallen ist.

Psychosomatik

Schon lange Zeit vor der Entwicklung der Psychoonkologie hat sich ein Bereich entwickelt, der sich sehr viel intensiver mit den weiteren Zusammenhängen von Krankheiten befasst, die Psychosomatik. (Der Begriff ist abgeleitet von den griechischen Wörtern *psyché* [= »Hauch, Atem, Seele«], dem Denken und Empfinden des Menschen, und *soma* [= »Körper«].) Den wirklichen Ursprung einer psychosomatischen Denkweise zu bestimmen ist recht schwierig; denn in der Literatur des Altertums sind immer wieder Aussagen zu finden, die darauf deuten, dass es früher als selbstverständliche Sichtweise galt, dass Körper, Geist und Seele eng miteinander verbunden sind. Schon die Bibelstelle »Euch geschehe nach eurem Glauben« (Matth. 9, 29) im Zusammenhang mit der Wunderheilung von Krankheiten könnte darauf hinweisen. Und Hippokrates, nach dem heute noch jeder Arzt seinen Eid ablegt, war der Ansicht, dass kein Körper geheilt werden kann, ohne dass der Geist behandelt wird. Dies zeigt sich daran, dass bei über 60 Prozent aller Patienten, die den Arzt aufsuchen, keine organische Ursache für ihre Beschwerden gefunden werden kann.

Anfang des 19. Jahrhunderts wurde der Begriff der psychosomatischen Medizin von dem »Psychiker« J.C.A. Heinroth geprägt, der sich damals jedoch mit seinen Thesen nicht durchsetzen konnte. Rudolf Virchow, ein bekannter deutscher Arzt, der Anfang des 19. Jahrhunderts an der weltberühmten Berliner Charité arbeitete, sagte dazu: »Ich habe schon unendlich viele Leichen geöffnet, konnte jedoch noch nie eine Seele dabei finden.« Genau dieser Virchow war es, der entdeckte, dass sich Krebs aus der Fehlbildung einzelner Zellen entwickelt.

Findet ein Arzt keine organische Ursache, so ist es schwierig für ihn, den Patienten davon zu überzeugen, dass sein Leiden vielleicht auch seelische beziehungsweise psychische Ursachen haben kann, denn die Betroffenen reagieren darauf oft empfindlich, etwa mit Antworten wie: »Ich hab's im Bauch und nicht im Kopf.« Trotzdem werden schon in der Umgangssprache die Zusammenhänge zwischen Seele und Körper beschrieben mit Redewendungen wie »sich den Kopf zerbrechen«,

»etwas nicht schlucken können«, »unter die Haut gehen« und so weiter.

In den vierziger Jahren wurden die ersten Lehrbücher der psychosomatischen Medizin unter anderem von den amerikanischen Internisten Edward Weiss und O. Spurgeon English verfasst. Sie forderten darin alle Mediziner dazu auf, den seelischen Vorgängen mehr Gewicht zu geben als den körperlichen.

Welchen zähen Weg die Psychosomatik gegangen ist, können wir beispielsweise an der Haltung eines Mediziners ablesen, der vor zwanzig Jahren sicher noch die Meinung des gesamten Berufsstandes repräsentierte: »Für den Körper ist der Arzt zuständig, für die Seele der Pfarrer.«

Die Ursprünge vieler Theorien und Konzepte, auf denen die heutige Psychosomatik aufbaut, kamen eher aus der Praxis von Psychologen und Psychotherapeuten. Einer der Urväter war Sigmund Freud, der durch die Entwicklung des Verfahrens der Psychoanalyse Wechselwirkungen auf den Gesundheitszustand seiner Patienten beobachten konnte. Von ihm stammen Bezeichnungen für körperliche Befindlichkeitsstörungen wie zum Beispiel die »vegetative Neurose«. F. Alexander entwickelte in den fünfziger Jahren daraus das Modell der Homöostase. Dies besagt, dass es die Hauptaufgabe des Organismus ist, ein Gleichgewicht im vegetativen Nervensystem herzustellen und zu behalten. Die eine Seite besteht darin, dass der Organismus alles bereitstellt, um beim Eintritt einer bestimmten Situation handeln zu können; und die andere Seite ist die Reaktion des Organismus durch vollständige Inaktivität. Tritt also ein Ereignis ein, woraufhin der Körper alle Möglichkeiten zur Handlung bereitstellt, die Handlung jedoch ausbleibt, reagiert der Körper mit einem Krankheitszeichen. Als denkbares Symptom werden beispielsweise der Bluthochdruck und die Migräne gesehen.

Ein weiteres Grundlagenmodell der frühen Psychosomatik

ist das Stressmodell von Hans Selye, das drei intensive und nacheinander ablaufende Phasen bei Stress beschreibt: Alarmreaktion, Widerstand und Erschöpfung. In all diesen Phasen kommt es zu körperlichen Reaktionen, die entsprechende Handlungen in den einzelnen Phasen möglich machen. Treten diese Phasen in einem unausgewogenen Verhältnis oder in einer unpassenden Intensität zueinander auf, so kommen die körperlichen Reaktionen aus dem Gleichgewicht, und eine psychosomatische Krankheit ist die Folge.

Wesentlichen Einfluss auf die Entwicklung der neuzeitlichen Psychosomatik hatte das sogenannte Konzept der zweiphasigen Verdrängung von Alexander Mitscherlich. Er studierte zunächst Geschichte und Philosophie, später dann auch noch Medizin. Er war der erste Inhaber des Lehrstuhls für Psychoanalyse und psychosomatische Medizin an der Universität Heidelberg. Sein Konzept sieht einen gleichzeitigen Ablauf körperlicher und seelischer Prozesse vor. Die seelischen Prozesse unterteilt er noch mal in bewusste oder unbewusste Vorgänge. Seine Grundannahmen waren, dass alle Erlebnisse vom Menschen verarbeitet werden müssen. Auf eine körperliche Anspannung muss eine entsprechende Entspannung erfolgen, und nach einer seelischen Belastung sollte es auch eine entsprechende Entlastungsphase geben. Mitscherlich ging davon aus, dass, wenn Erlebnisse in dem jeweiligen Bereich nicht adäquat verarbeitet werden konnten, diese in andere Bereiche »verdrängt« werden. Das heißt, wenn eine seelische Belastungssituation entweder nicht verarbeitet werden kann oder der Hintergrund der Belastung nicht bewusst ist, reagiert der Körper mit Symptomen darauf.

Auf dieser Basis wurde dann weiter untersucht und geforscht, und inzwischen gibt auch der eingefleischteste Schulmediziner zu, dass unser Seelenleben Einfluss auf unsere körperlichen Zustände hat. Sosehr sich die Ärzteschaft dieser Thematik schon geöffnet hat, so klare und oft starre Grenzen werden dennoch gezogen. Denn die Schulmedizin lässt nur ganze sieben Krankheitsbilder als psychosomatisch zu. Wie starr dies gehandhabt wird, können wir etwa daran erkennen, dass diese Krankheiten als die »Holy Seven«, also die »heiligen sieben« bezeichnet werden. Es sind:

- Ulcus duodendi (Zwölffingerdarmgeschwür),
- Colitis ulcerosa (chronisch entzündliche Darmerkrankung),
- essenzielle Hypertonie (Bluthochdruck),
- rheumatoide Arthritis (entzündliche Gelenkerkrankung),
- Hyperthyreose (Überfunktion der Schilddrüse),
- Neurodermitis (Hauterkrankung) und
- Asthma bronchiale (chronische, entzündliche Erkrankung der Atemwege).

Weitere Krankheitsbilder werden in der klassischen Schulmedizin nicht mit psychischen Ursachen in Verbindung gebracht. Dies ist umso erstaunlicher, als selbst viele Ärzte zugeben, dass bei über 60 Prozent aller Patienten keine organische Ursache für deren Beschwerden zu finden ist! In solchen Fällen wird dann gern die Diagnose »vegetative Dystonie« gebraucht, was etwas frei übersetzt heißt: »Ich weiß auch nicht so genau, was Ihnen fehlt.«

Zu unterscheiden ist zwischen den psychosomatischen und den somatopsychischen Krankheitsbildern. Im ersten Fall wird davon ausgegangen, dass die körperlichen Beschwerden Ausdruck einer seelischen Störung sind, und im zweiten Fall liegt erst eine Krankheit vor, die dann die Psyche verändert. Eine psychosomatische Krankheit kann beispielsweise Krebs als Zeichen der Seele sein. Eine somatopsychische ist etwa die Depression, unter der jemand aufgrund eines unfallbedingten Krankenhausaufenthalts leidet.

Über Gesundheit, Krankheit und Heilung

Es gibt tausend Krankheiten, jedoch nur eine Gesundheit«: Mit diesem Satz wäre im Grunde schon alles gesagt. Der Volksmund beschreibt den Stellenwert der Gesundheit auch äußerst zutreffend mit der Weisheit: »Gesundheit ist nicht alles. Aber ohne Gesundheit ist alles nichts.« Wenn die Leute gefragt werden, was sie denn unter Gesundheit verstehen, kommen oft Beschreibungen in Richtung »nicht krank sein«, »sich wohl fühlen«, »keine Beschwerden haben« und Ähnliches. Eine genaue Begriffsbestimmung fällt also nicht so leicht. Die Weltgesundheitsorganisation WHO definiert Gesundheit als einen Zustand körperlichen, geistigen, seelischen und sozialen Wohlbefindens. So schwammig, wie auch diese Beschreibung vielleicht sein mag – wenn wir sie als Messlatte anlegen, dürfte es kaum noch gesunde Menschen geben, denn wer ist schon in allen genannten Bereichen hundertprozentig »auf der Höhe«?

Krankheiten gibt es genauso lange, wie es Menschen gibt. In Dokumenten aller Zeiten waren schon Krankheiten, Instrumente zur Heilung, Medikamente und Heilpflanzen beschrieben. In der Bibel ist von Heilungen durch Handauflegen die Rede. Im Mittelalter wurden Krankheiten mit den damals bekannten Hausmitteln kuriert. Es war die Zeit, in welcher der Bader, also der Friseur, die Berechtigung und die Instrumente zum Zähneziehen und für Operationen hatte. Das war auch die Zeit, in der es für Frauen gefährlich sein konnte, sich allzu gut mit der Behandlung von Krankheiten auszukennen. Denn die Gefahr war groß, als »Hexe« bezeichnet zu werden und auf dem Scheiterhaufen zu landen. Durch die systematische Ausrottung von heilkundigen Frauen und die Vernichtung von Dokumenten über ihr Wissen sind wichtige Informationen über natürliche Heilmethoden abhanden gekommen. Inzwischen gibt es wieder vermehrt Nachfrage nach diesen alten Methoden.

Die heutige, systematische Krankheitslehre wird auch als »Nosologie« bezeichnet (griechisch *nósos* = »Krankheit«). In dieser Systematik wird nach inneren und äußeren Faktoren für die Krankheitsursachen unterschieden, und für die Behandlung werden Diagnosemerkmale angeboten. Das weltweit verbreitete Standardwerk für alle, die in irgendeiner Form mit Krankheiten zu tun haben, ist die ICD (International Classification of Diseases), das Internationale Klassifikationssystem für Krankheiten. Sie wird ständig überarbeitet, ergänzt und erneuert und ist als ICD 10 in der aktuellen Fassung gültig. Sie ist nach einem System von Buchstaben und Ziffern aufgebaut, anhand deren Kombination weltweit jeder Arzt, jeder Therapeut, jede Krankenkasse und so weiter eine bestimmte Krankheit erkennen kann. Im Bereich der Krebserkrankungen gibt es eine spezielle Form der ICD, die ICD-O. Das O steht für »Oncology«, also die Krebsheilkunde (vom griechischen *ógkos*, sprich *»ónkos«* [= »groß an Umfang, geschwollen«]; »Onko-« ist ein Wortbildungselement mit der Bedeutung »Geschwulst«).

Wer darf heilen?

Den Stellenwert der Gesundheit bemerken wir oft erst dann, wenn sie uns abhanden gekommen ist und wir in irgendeiner Form leiden oder krank sind. Dann suchen wir nach jemandem, der uns dabei helfen kann, wieder gesund zu werden. Der klassische Weg führt dann zuerst einmal in die Praxis des Allgemeinarztes. In der Regel bekommen wir dort ein Medikament verschrieben in der Hoffnung, die Beschwerden damit loszuwerden. Falls das Medikament keine Wirkung zeigt, werden wir den Arzt erneut aufsuchen, und er verschreibt uns vielleicht eine andere Arznei. Ab einem gewissen Punkt der Unzufriedenheit wechseln wir den Arzt, oder dieser überweist uns zu einem Fachkollegen, der sich auf einen bestimmten Bereich spezialisiert hat. Auch bei ihm kann es zur Verabreichung von Medikamenten führen, oder es folgt die Empfehlung einer Operation oder einer anderen intensiveren Behandlungsmethode.

Falls wir durch diese Maßnahmen immer noch nicht beschwerdefrei geworden sind, wächst die Unzufriedenheit noch mehr. Als Folge daraus werden wir uns möglicherweise mit alternativen Methoden befassen und unser Glück vielleicht bei einem Heilpraktiker versuchen. In der Zwischenzeit haben wir sicherlich schon eine Menge über unsere Krankheit und Behandlungsmöglichkeiten gelesen und uns in den stundenlangen Aufenthalten im Wartezimmer mit anderen Patienten unterhalten. Da gibt es dann sicherlich eine Menge Tipps und gut gemeinte Ratschläge, und es fallen wohl eine Menge Begriffe und Abkürzungen, die wir vorher noch nie gehört haben.

Bevor Sie sich für irgendeine der Methoden entscheiden, sollten Sie sich etwa Klarheit darüber verschaffen, wer heilen darf und kann.

In Deutschland ist die Frage, wer im Gesundheitsbereich was darf, sehr klar festgelegt. Es mag von Bedeutung sein, die wichtigsten Regelungen zu kennen, denn gerade rund um das Thema »Krebs« wird mit der Hilflosigkeit und dem Leidensdruck der betroffenen Personen leider zu oft Schindluder getrieben.

Die umfassendste Berechtigung im Umgang mit Krankheiten hat bekanntermaßen der Arzt. Er darf nach Abschluss seines Studiums und Bestehen entsprechender Prüfungen dank seiner Zulassung Kranke körperlich untersuchen, Krankheiten diagnostizieren, Behandlungsvorschläge machen und Behandlungen auch selbst ausüben. Aufgrund von Weiterbildungen darf er darüber hinaus körperliche Eingriffe vornehmen und Operationen durchführen. Nach einem entsprechenden Aufbaustudium kann er sich auch als Facharzt für einen bestimmten Körperbereich oder für eine bestimmte Erkrankung etablieren.

Neben dem Arzt gibt es noch weitere Berufsgruppen, welche die Berechtigung zur körperlichen Untersuchung, Diagnosestellung und Behandlung haben. Mehr dazu finden Sie im Abschnitt »Therapien und Behandlungsmöglichkeiten« ab Seite 68.

Wenn Sie anfangen, sich in der alternativen Szene umzusehen, werden Sie des Weiteren noch auf Lebensberater, Gesundheitscoachs, Mentaltrainer, spirituelle Medien und ähnliche »Berufsgruppen« treffen. Für all diese Menschen gilt, dass sie möglicherweise gute und wirkungsvolle Arbeit leisten und vielleicht sogar in der Lage sind, zu heilen, dazu jedoch keine Berechtigung von den Gesundheitsbehörden haben. Es ist also eine angemessene Vorsicht geboten, um nicht an eins der leider zahlreich vertretenen schwarzen Schafe zu geraten oder durch dilettantische Heilversuche das Leiden verschlimmern zu lassen.

Fragen Sie im Zweifelsfall nach der staatlichen Zulassung und überprüfen Sie ruhig alle Auskünfte recht kritisch. Falls Sie irgendwelche Bedenken haben – lassen Sie es lieber. Hilfestellungen für Entscheidungen können beispielsweise die Verbraucherschutz- oder Heilpraktikerverbände, Gesundheitsämter oder Ärztekammern geben.

Ebenfalls wachsam sollte jeder Krebspatient sein, dem irgendwelche Mittel oder Gerätschaften angeboten werden. Auf den zahlreichen Gesundheits- und Esoterikmessen wird eine Menge wirkungsloser Schnickschnack zu horrenden Preisen verhökert. Es ist natürlich schwierig, zu unterscheiden, was gut und was schlecht ist. Denn die Argumente, die bei den Produkten mitgeliefert werden, sind auf den ersten Blick durchaus plausibel. Lassen Sie einfach Ihren gesunden Menschenverstand walten oder fragen Sie ganz konkret nach Referenzadressen von Krebspatienten, denen das angebotene Mittel oder Gerät Heilung gebracht hat.

Was ist Heilung?

Unter »Heilung« können wir den Prozess der Wiederherstellung eines unversehrten körperlichen oder seelischen Zustands verstehen. Es ist die Überwindung und Verarbeitung eines Leidens oder einer Krankheit. Eine freie Übersetzung des Wortes »heil werden« ist »ganz werden«. Die medizinisch-wissenschaftliche Definition der Heilung ist die Wiederherstellung des Gesundheitszustands. Dabei wird noch unterschieden, ob der frühere

Ausgangszustand wieder erreicht wurde oder Funktionseinschränkungen beziehungsweise Restbeschwerden zurückbleiben.

Im religiösen Sinn ist Heilung eine Gabe des Geistes. In der Bibel gibt es zahlreiche Stellen, in denen die Heilung verschiedenster Krankheiten beschrieben wurde. Eine zentrale Aussage dabei ist immer wieder der Satz »Dein Glaube hat dir geholfen« – oder noch deutlicher besagtes »Euch geschehe nach eurem Glauben«.

Ob man dies als Glaube im Sinne einer religiösen Überzeugung interpretiert, ist jedem freigestellt. Als Krebspatient können Sie sich an dieser Stelle selbst prüfen, wie es um Ihren Glauben im Zusammenhang mit Ihrer Krankheit bestellt ist. Können Sie daran glauben, auf welche Art auch immer, von Ihrem Leiden geheilt zu werden? Falls Sie die Frage jetzt noch nicht beantworten können oder wollen, lesen Sie einfach weiter und stellen Sie sich die Frage ganz zum Schluss erneut.

Spontanheilungen

Die Schulmedizin verwendet für Fälle der unerwarteten Heilung den Begriff »Spontanremission«, also »-rückbildung« (vom lateinischen *remissio* [= »das Zurücksenden«]). Darunter wird im wissenschaftlichen Kontext der Prozess verstanden, dass sich im Fall der Krebserkrankung ein Tumor teilweise oder ganz, vorübergehend oder dauerhaft zurückbildet, ohne dass eine Therapie erfolgt oder andere Maßnahmen ergriffen worden wären, die einen solchen Verlauf möglich gemacht hätten. In der alternativen Szene wird mit der unerwarteten Genesung sehr viel selbstverständlicher umgegangen.

In zahlreichen Dokumenten, die beispielsweise über das Internet zu finden sind, gibt es genügend Berichte ehrlicher Chirurgen und OP-Schwestern, die ähnliche Fälle wie den folgenden schildern: »Der Patient, ein 48-jähriger Mann mit Bauchspeicheldrüsenkrebs, war für die Operation am Donnerstag früh um 7.00 Uhr vorgesehen. Am Vortag wurde noch eine Computertomographie durchgeführt, um die genaue Größe und Lage des Tumors erkennen zu können. Der Patient wurde vorbereitet, alle Unterlagen einschließlich der Bilder aus der CT lagen bereit, und die Operation begann. Als die Bauchspeicheldrüse freigelegt war, sahen wir uns alle überrascht und ratlos an, denn es gab keinen Tumor. Wir fanden ausschließlich gesundes Gewebe vor, und das Organ war völlig intakt. Dann waren wir alle erschrocken und hatten Angst, vielleicht den falschen Patienten auf dem Tisch liegen zu haben. Doch die Überprüfung ergab, dass es sehr wohl der richtige war. Eine Erklärung dafür, wie der Krebs über Nacht verschwunden sein sollte, hatten wir alle nicht.«

Für manch einen mag dieser Vorgang wie ein Wunder erscheinen, er kommt jedoch häufiger vor, als wir glauben. Selbst wenn das Karzinom nicht über Nacht verschwindet, so geschieht es oft genug, dass eine unerwartete Heilung ohne jegliche Behandlungsmethode eintritt.

Nachdem diese Fälle nicht einfach ignoriert werden konnten, haben sich ein paar mutige Mediziner darangemacht, die Vorgänge der Spontanheilungen zu untersuchen. Die Uni-Klinik in Heidelberg und das Klinikum der Stadt Nürnberg sind in diesen Bereichen führend. Dort wurden alle möglichen relevanten Daten von spontan geheilten Patienten erfasst; und es wurde versucht, gemeinsame Merkmale zu finden, um erklären zu können, wodurch die Spontanheilung ausgelöst wird. Das Ergebnis der jahrelangen Studien ist ernüchternd, denn die kurze Antwort lautet immer noch: »Wir wissen es nicht.«

Die einzige einigermaßen sichere Erkenntnis betrifft den Weg, wie Spontanheilung auf keinen Fall funktioniert. Leider wird jedoch genau dieser Weg allzu oft als guter Ratschlag oder mögliche Umgangsform mit der Krebserkrankung gesehen. Es geht um das sogenannte »positive Denken«. Das positive Denken kann aus mehreren Gründen kein Auslöser für eine Spontanheilung sein. Einer ist beispielsweise die Art, wie umgangssprachlich mit der Krankheit Krebs umgegangen wird: Sie wird besiegt, bekämpft, niedergerungen oder auf ähnlich kriegerische Art angegangen. Diese Wortwahl steht im Widerspruch zu einer positiven Denkweise.

An dieser Stelle ist die Frage viel wichtiger, was Einfluss auf die Spontanheilung haben kann. In zahlreichen Gesprächen mit Krebspatienten, deren Krankheit und Heilungsverlauf völlig anders verlaufen ist als prognostiziert, hat sich ein gemeinsamer Faktor gezeigt, von dem alle der Meinung waren, dass er entscheidenden Einfluss auf die Selbstheilungskräfte des Organismus hat: Es ist die Hoffnung. Auf den ersten Blick liegen Hoffnung und positives Denken gar nicht so weit auseinander. Der Unterschied besteht jedoch darin, dass ich mich im positiven Denken selbst von einem Zustand überzeugen muss, der vielleicht nie eintritt, beispielsweise: »Mein Tumor bildet sich zurück, und ich werde vollständig gesund.« Im Gegenzug dazu ist Hoffnung eine tiefe, innere Überzeugung und ein fester Glaube daran, dass alles, was kommt, einen Sinn hat, egal, wie es ausgeht. Zunächst scheint die Vorstellung davon, überzeugt sein zu können, dass die Krebserkrankung und ein möglicher früher Tod einen Sinn haben könnten, etwas seltsam. Es scheint jedoch so zu sein, dass die Akzeptanz der Krankheit und der Glaube daran, dass es irgendeinen Sinn haben wird, daran zu leiden, Kräfte im Menschen freisetzt, die heilsam sein können.

Ein Aspekt, der in vielen Berichten von spontan geheilten Krebspatienten vorkommt, ist die Beschreibung von etwas, das als innere Kraft, göttlicher Funke, Kontakt zu sich selbst, innere Erleuchtung und Ähnliches beschrieben wird. Für manch einen mag das esoterischer Unsinn oder spirituelle Phantasterei sein. Da solche Beschreibungen jedoch häufig und von äußerst bodenständigen Menschen gebraucht wurden, muss es wohl auf irgendeine Art spürbar sein. Wenn wir uns dabei vor Augen halten, dass es sich um die Rückbildung eines bösartigen Tumors handelt, so sollten wir mit der Bewertung solcher Beschreibungen zurückhaltend sein. Vielmehr sollten wir uns die Frage stellen, was es denn bei uns selbst sein könnte, das den Prozess der Selbstheilungskräfte des Körpers so in Gang setzt oder beschleunigt, dass von einer Spontanheilung gesprochen werden kann.

Die Selbstheilungskräfte des Körpers

In der unterschiedlich langen Spanne zwischen Geburt und Tod finden in unserem Körper Prozesse statt, die wir nicht wirklich erklären können. Wie schafft es bloß jede einzelne Zelle unseres Organismus, so genau zu wissen, was sie im Gesamtverbund zu tun hat, damit der Mensch lebensfähig bleibt? Wir wissen zwar inzwischen, dass sich von unseren Billionen Körperzellen jeden Tag viele Millionen erneuern, haben jedoch keine Ahnung davon, wie es kommt, dass sie genau wissen, an welchen Platz sie gehören. Zu solch einem gigantischen Austausch gehört wohl schon eine hohe Intelligenz! Eine Intelligenz, die der unseres bewussten Verstandes um unvorstellbare Dimensionen überlegen ist. Denn wenn wir all diese komplexen Vorgänge mit unserer Ratio steuern müssten, wäre es um die Zukunft der Menschheit wohl schlecht bestellt ...

Eine faszinierende Eigenschaft dieser Wunderwelt des menschlichen Körpers ist die Fähigkeit, sich selbst zu heilen. Wir erleben die Wirkung der Selbstheilungskräfte auch ohne ernste Krankheit ständig im Alltag. Kommt unsere Haut mit etwas in Berührung, was sie nicht verträgt, so reagiert sie mit einer Rötung oder einem Ausschlag. Wenn wir essen, was nicht gut für uns ist, so sorgt unser Körper über Erbrechen in der einen oder mittels Durchfall in der anderen Richtung dafür, dass wir es möglichst schnell wieder loswerden. Auch im Falle einer Verletzung vertrauen wir auf die »Autotherapie« des Körpers: Wenn wir uns beispielsweise in den Finger schneiden, werden wir die Wunde vielleicht auswaschen, die Blutung stillen und anschließend mit einem Pflaster versorgen. Nach einer gewissen Zeit lassen wir die Wunde offen heilen, und irgendwann – vorausgesetzt, der Schnitt war nicht zu tief – sieht der Finger wieder genauso aus wie zuvor. Ein Vorgang, den wir durchaus als kleines Wunder bezeichnen dürfen.

Bei gravierenderen Verletzungen, beispielsweise einem Beinbruch, unterstützen wir den Körper durch verschiedene Maßnahmen, zum Beispiel das Schienen, Eingipsen und Ruhigstellen des Beins. Wenn wir das getan haben, vertrauen wir, ohne uns weitere Gedanken zu machen, auf die Selbstheilungskräfte des Körpers und sind davon überzeugt, dass der Knochen wieder so stabil zusammenwächst, wie er vorher war, und das Bein seine volle Funktionsfähigkeit zurückerhält. Wir *glauben* daran, dass der Körper das kann. Also läuft die Heilung auch eines Beinbruchs nach dem Motto ab: »Euch geschehe nach eurem Glauben.«

Interessant ist es nun, einmal zu beobachten, wie der Beinbruch bei einem sogenannten Pechvogel verlaufen kann, der fest davon überzeugt ist, dass bei ihm alles schiefgeht. Zahlreiche Untersuchungen in den verschiedensten Krankenhäusern haben gezeigt, dass der Heilungsprozess bei Menschen mit dieser »Glaubenshaltung« länger dauert. Gleich, wovon Sie überzeugt sind, es gilt der Grundsatz: »Die Behandlung kommt von außen, die Heilung erfolgt von innen.«

Da die Glaubenshaltung hinsichtlich der Heilungsmöglichkeiten und das Vertrauen in die autotherapeutischen Kräfte des Körpers einen massiven Einfluss auf den tatsächlichen Verlauf dieses Prozesses haben, ist es von entscheidender Bedeutung, sich insbesondere bei der Behandlung von Krebs nur einem Arzt anzuvertrauen, der ebenfalls davon überzeugt ist. Ein Arzt, der einem Patienten empfiehlt, schon mal das Fahren mit dem Rollstuhl zu üben, weil er sicherlich in absehbarer Zeit darin landen werde, ist hingegen denkbar ungeeignet, um heilende Prozesse zu unterstützen.

Wie sehr der Glaube an etwas die wundersamen Selbstheilungskräfte des Körpers aktivieren und unterstützen kann, ist unter dem Begriff »Placeboeffekt« bekannt. Placebos sind Scheinmedikamente ohne inhaltliche Wirkstoffe, die im Aussehen jedoch von echten Tabletten nicht zu unterscheiden sind. Schon die Namensgebung beschreibt, worum es geht, denn der Begriff *placebo* kommt aus dem Lateinischen und heißt übersetzt: »Ich werde gefallen.«

Der Ursprung von Placebos stammt nach unbestätigten Erzählungen aus Experimenten von Psychologiestudenten der 68er-Generation. Daraus ist inzwischen ein komplexes Forschungsgebiet für die Medizin und Pharmaindustrie geworden. In sogenannten Doppelblindstudien wurde die Wirkung von Placebos mittlerweile wissenschaftlich nachgewiesen.

Doppelblindstudien laufen so ab, dass zwei Gruppen von Teilnehmern gebildet werden und zwei Gruppen von Untersuchungsleitern. Die eine Teilnehmergruppe bekommt Medikamente mit tatsächlichen Wirkstoffen verabreicht, und in der anderen Gruppe werden Placebos eingesetzt. Nach dem Experiment werden die Rückmeldungen der Teilnehmer ausgewertet und verglichen. Bis dahin wissen weder die Teilnehmer noch die Untersuchungsleiter, in welcher Gruppe welche

Mittel eingesetzt werden, daher die Bezeichnung »doppelblind«.

Die Forschungen gehen bis ins kleinste Detail, beispielsweise wurde auch schon untersucht, ob runde oder längliche Tabletten besser wirken, ob die mit einer oder die mit zwei Einkerbungen effizienter sind und ob die Folienverpackung mit silberner oder mit goldener Grundierung eine größere Wirkung verspricht ...

Körper, Geist und Seele

Über den Körper

Der menschliche Körper besteht aus zirka einhundert Billionen Zellen. Dies ist für die meisten Menschen eine völlig unvorstellbare Dimension. Jede Sekunde sterben, durch ganz natürliche Prozesse wie etwa den Verlust und das Nachwachsen von Haaren, etwa fünfzig Millionen davon, werden aber gleichzeitig durch neue ersetzt. In jeder Zelle sind alle Informationen in Form der DNA vorhanden.

Das Herz schlägt während des Lebens etwa drei Milliarden Mal. Mit jedem Schlag pumpt das Zentralorgan unser Blut durch den Körper. 20 bis 60 Sekunden braucht das Blut, um einmal durch den ganzen Organismus zu laufen. Wenn wir siebzig Jahre alt sind, hat unser Herz den Lebenssaft 36 Millionen Mal auf die Rundreise geschickt.

Unsere Füße tragen uns täglich 8000 bis 10 000 Schritte. Im ganzen Leben werden daraus über 200 Millionen. Damit könnten wir viermal um die Erde laufen.

Unsere Haut erneuert sich immer wieder selbst. Alte Hautzellen werden abgestoßen und neue gebildet. Durchschnittlich gibt die Haut bei diesem Prozess jeden Tag 10 Gramm Schuppen ab. Im Lauf des Lebens verlieren wir so über 250 Kilogramm abgestorbener Hautzellen.

Im Durchschnitt befeuchten wir die Augen alle 20 Sekunden mit einem Lidschlag. Auf siebzig Lebensjahre umgerechnet, blinzeln wir insgesamt über siebzig Millionen Mal – unvorstellbare Zahlen.

Am Tag atmen unsere Lungen rund 20 000-mal ein und aus. Dabei filtern sie Sauerstoff aus etwa 10 000 Litern Luft. Diese Menge steigt in siebzig Jahren auf eindrucksvolle 280 Millionen Liter.

In unserem Körper verrichten rund 640 Muskeln ihre tägliche Arbeit. Mit der Arbeit aller Muskeln könnten wir in siebzig Jahren einen sechs Tonnen schweren Lkw um mehr als 1000 Kilometer bewegen.

Neben dieser Leistungsfähigkeit sind es auch wundervolle Dimensionen, in denen sich die Zellstruktur des menschlichen Körpers immer wieder erneuert. Es dauert etwa zwanzig bis dreißig Tage, bis sich die Zellen der äußeren Hautschicht erneuert haben. In genau diesem Zeitraum verschwindet deshalb jegliche Urlaubsbräune.

Die Lunge wird sehr viel schneller regeneriert, innerhalb von acht Tagen hat sie ihre Oberfläche ausgewechselt. Deutlich anstrengender ist dieser Prozess, wenn die Lunge eines Rauchers durch den Teer im Zigarettenrauch geschädigt wurde. Dann braucht es zirka ein Jahr, bis diese Rückstände abgebaut sind.

Etwa 1600 Kilometer legen die roten Blutkörperchen in ihrer viermonatigen Lebensdauer im Körper zurück. Dabei haben sie dann um die 25 000 Liter Sauerstoff transportiert.

Recht langlebig sind die Zellen, aus denen unsere Haare bestehen. Zwischen zwei und sechs Jahre bleiben sie auf dem Kopf, dann fallen sie aus und werden ersetzt. Nach drei Tagen ist jedes Haar um einen Millimeter länger.

Bei einem Knochenbruch wird die Zellerneuerung beschleunigt, so dass er in wenigen Wochen verheilt. Es dauerte etwa zehn Jahre, bis unser Skelett vollständig erneuert worden ist.

Es mag jetzt etwas seltsam klingen, doch auch der Krebs grenzt an ein »Wunder«. Wie sonst sollten wir es bezeichnen, wenn aus einer einzelnen Zelle, nur weil sie sich nicht an den normalen Bauplan des Körpers hält, ein Gewebekomplex entsteht, der den gesamten Körper in Gefahr bringt ...?

Über das Gehirn

Das Gehirn ist mit Abstand das spannendste und zugleich komplizierteste Organ unseres Körpers. Trotz aller wissenschaftlichen Forschungen und des Versuchs, seinen Geheimnissen über hochtechnisierte Methoden auf die Spur zu kommen, ist die einzig sichere Erkenntnis, dass uns deutlich mehr über dieses Organ unbekannt ist, als wir darüber wissen. Geschützt durch die umgebenden Schädelknochen, ist dieses etwa drei Pfund schwere und wie eine übergroße Walnuss aussehende Gebilde die Schaltstelle unseres Daseins. So wie alles andere hat auch das Gehirn sein Wachstum mit einer Zellteilung begonnen und wächst in jeder Minute der Schwangerschaft um etwa 250 000 Gehirnzellen weiter an. Das Gehirn des Erwachsenen umfasst dann etwa 100 Milliarden Nervenzellen. 75 Prozent davon sind in der zerfurchten Oberfläche untergebracht, in der Hirnrinde, auch »Kortex« genannt (vom lateinischen *cortex* [= »Rinde«]).

Das Gehirn arbeitet in Lichtgeschwindigkeit. Wenn wir einen Satz hören, so hat das Hirn nach etwa 200 Millisekunden die grammatische Struktur erfasst, und weitere 200 Millisekunden später ist die Bedeutung der Worte klar. Damit diese Geschwindigkeiten möglich sind, gibt es auch eine Unzahl an Verbindungen zwischen den einzelnen Gehirnzellen. Würden wir diese Nervenbahnen an einem Strang hintereinanderlegen, so ergäbe sich eine Strecke von etwa einer Million Kilometer, womit wir 25-mal die Erde umrunden könnten. Dieses komplexe System verbraucht auch etwa 20 Prozent der gesamten Energie, die der Mensch zur Verfügung hat.

Das Gehirn besteht aus zwei Hälften, die miteinander verbunden sind. Die linke Gehirnhälfte ist für die Steuerung der rechten Körperhälfte zuständig. Sie ist immer dann besonders aktiv, wenn es um logisches Denken und mathematische Leistungen geht.

Die rechte Hemisphäre zeichnet für den kreativeren Teil unseres Lebens verantwortlich. Hier sind künstlerische Fähigkeiten, unsere Vorstellungskraft und das Musikverständnis sowie die Steuerung der linken Körperhälfte untergebracht.

Im limbischen System, das auch als »Zentrum für emotionale Intelligenz« bezeichnet werden kann, werden nicht nur unsere Gefühle erzeugt, sondern auch – verbunden mit den anderen Gedächtnisinhalten, die zu einer Erinnerung gehören – gespeichert. Zusätzlich erfolgt an dieser Stelle immer der emotionale Abgleich zwischen einer Situation, die wir erleben, und einem memorierten Inhalt. Erinnert ein aktuelles Geschehen an ein altes gespeichertes Gefühl, so erfährt dieses auch in dem jetzigen Erleben eine Reaktivierung, und die Situation wird entsprechend bewertet.

Wenn wir versuchen, uns vorzustellen, dass jede einzelne der hundert Milliarden Nervenzellen, auch »Neuronen« genannt, etwa 10 000 Kontaktstellen hat – die Synapsen, mit denen alle Zellen gleichzeitig untereinander kommunizieren können –, so mag allein dies schon die Komplexität des Organs aufzeigen. Die Dimension jener Möglichkeiten liegt jedoch außerhalb unseres Vorstellungsvermögens. Wenn es möglich wäre, jeden einzelnen Computer auf der ganzen Welt, gemeinsam mit allen Hochleistungsrechenzentren von Universitäten und Unternehmen, zusammenzuschalten, so würde selbst diese gigantische Kapazität nicht annähernd ausreichen, um die Leistungsfähigkeit eines einzelnen Gehirns zu ersetzen.

Dabei ist die Arbeitsweise von Gehirn und Computer in den Grundlagen schon recht ähnlich. Die Kommunikation zwischen den einzelnen Zellen findet über elektrische Impulse statt. Diese werden durch chemische Reize an den Synapsen ausgelöst. Kommt eine bestimmte Art eines Reizes wiederholt vor, so sind die Gehirnzellen in der Lage, sich das zu merken, vergleichbar dem Arbeitsspeicher eines Computers. Ab einer gewissen Intensität der Impulse gibt es direkte Verknüpfungen zwischen den betroffenen Gehirnzellen, und es entsteht eine erste Verbindung, ein neuronales Netz, das dann langfristig im Gehirn gespeichert wird. Vergleichbar mit der Festplatte des Computers. Wird dieser Speicherinhalt, also die Erinnerung, oft und intensiv abgerufen, so verstärkt sich die Verknüpfung, und alle Details werden relativ präzise abrufbar. Erfolgt der Rückgriff jedoch nur selten, so verblassen Einzelheiten des ursprünglich gespeicherten Inhalts: Der »Datenverlust« ist dann das, was wir »vergessen« haben. Nicht selten werden alte, blasse Erinnerungen auch noch von aktuellen Gedächtnisinhalten überlagert, und es entsteht ein recht trügerisches Bild des Vergangenen.

Egal, wodurch das innere Bild entsteht, das limbische System reagiert mit dem Vergleich der Gefühle von jetzt und früher, verändert je nach Ergebnis die chemischen Botenstoffe, die die Synapsen steuern, und es werden entsprechende »Befehle« an Organe und Körperteile weitergeleitet. Dies führt dann zur Veränderung von Herzfrequenz und Pulsschlag, zur Ausschüttung von Stresshormonen, zur Veränderung der Darmtätigkeit und Ähnlichem. So kann es zum Beispiel passieren, dass wir in der Dämmerung spazieren gehen, im Halbdunkel auf dem Boden etwas Gewundenes erkennen und unser Gehirn daraus das Bild einer Schlange entstehen lässt. Falls wir mit einem solchen Reptil schon einmal eine unangenehme Erfahrung gemacht haben, mag es sein, dass wir uns jetzt an das frühere Gefühl erinnern und uns vor Angst fast in die Hosen machen.

Die Fähigkeit des Gehirns, neuronale Verknüpfungen zu bilden, besteht schon zu einem Zeitpunkt, in dem sich der Mensch noch in einem embryonalen Zustand befindet. Je nach Art der Erlebnisse bilden sich diese Verknüpfungen und lösen sich auch wieder auf. Diese Fähigkeit zur Veränderung wird »neuronale Plastizität« genannt, ein wesentliches Merkmal menschlichen Daseins. Eine einfachere Umschreibung für die neuronale Plastizität ist der Begriff vom »Denken, Lernen und Vergessen«. Unser Leben ist vom ersten bis zum letzten Atemzug von diesen Vorgängen geprägt. Wir lernen, zu sprechen, aufrecht zu gehen – und eine Unzahl an Fähigkeiten, die es uns ermöglichen, unser Leben zu gestalten. Je vielseitiger die Eindrücke und Erfahrungen sind, die wir im Laufe unseres Lebens machen, umso flexibler ist die Struktur unseres Gehirns. Je mehr Sinne von unseren Erlebnissen angesprochen werden, umso reichhaltiger ist das Repertoire unserer möglichen Reaktionen darauf.

Ein wichtiger Aspekt beim Gehirntraining ist es, möglichst unterschiedliche Sinneswahrnehmungen zu aktivieren. Regelmäßiges Lösen von Kreuzworträtseln erweitert zwar das Wissen, da die Struktur des Vorgangs jedoch immer die gleiche ist, hat es keinen Trainingseffekt in Bezug auf die Flexibilität des Gehirns. Sinnvoller wäre es, vielseitige und unterschiedliche Tätigkeiten auszuführen, wie zum Beispiel zu zeichnen, zu töpfern, spazieren zu gehen, Rechenaufgaben zu lösen, sich massieren zu lassen und dergleichen mehr. Wie eingefahren unsere inneren Strukturen bereits sind, können Sie durch einfache Übungen feststellen.

Übungen

- Nehmen Sie Papier sowie einen Stift zur Hand und erstellen Sie eine Liste aller einfachen Tätigkeiten, die Sie mit einer bestimmten Hand durchführen (zum Beispiel Zähne putzen, Brot schneiden, das Handtuch greifen, die Haustür aufschließen und Ähnliches). – Und dann führen Sie diese Tätigkeiten einmal ganz bewusst mit der anderen Hand aus und schreiben auf, was das in Ihnen auslöst.

- Oder setzen Sie sich bequem, locker und aufrecht hin und falten Sie die Hände. Jetzt schauen Sie sich einmal die Position Ihrer Finger an und merken sich, welcher Daumen oben ist beziehungsweise dem Körper zugewandt. Dann nehmen Sie die Hände wieder auseinander, spreizen die Finger, falten die Hände erneut, jetzt jedoch alle Finger so versetzt, dass der andere Daumen oben ist. Wie empfinden Sie das? Für die meisten Menschen fühlt es sich fremd an, obwohl es doch dieselben Hände sind. – Zum einen spüren wir hier die Macht der Gewohnheit, zum anderen aber auch die Zusammenhänge zwischen Körperhaltungen und Gefühlen.

Wenn Sie sich zurückerinnern an all die Fertigkeiten und Wissensinhalte, die Sie schon gelernt haben, so werden solche dabei gewesen sein, bei denen Ihnen das Lernen leichtfiel, und andere, bei denen es mühsam und anstrengend war. Dies liegt daran, dass uns alles locker von der Hand geht, wozu wir motiviert sind. Ein Kind hat überhaupt kein Problem damit, sich Begriffe wie »Liopleurodon« oder »Eustreptospondylus« zu merken, wenn es in der Phase ist, in der es sich mit Dinosauriern befasst. Unendlich schwieriger ist es, wenn dasselbe Kind sich in der Schule die Hintergründe des Dreißigjährigen Kriegs merken soll. Die Lust oder auch die Unlust, etwas zu lernen, wird wieder über unsere Gefühle gesteuert. Je nach Gefühlslage verändert sich die chemische Zusammensetzung der Botenstoffe im Gehirn.

Ein wichtiger Botenstoff ist das Dopamin. Es ist ein Stoff, der bei Erfolgserlebnissen in besonderem Maße ausgeschüttet wird und ein Glücksgefühl verursacht. Alle anderen Wahrnehmungen treten dann in den Hintergrund. Viel von diesem Stoff wird auch freigesetzt bei Tätigkeiten, die wir mit einer solchen Intensität ausüben, dass alles andere in den Hintergrund tritt: Wir sind »im Fluss«. Das Gehirn von kleinen Kindern weist besonders viel Dopamin auf, was eine Erklärung dafür ist, dass die Kleinen beim Spielen so in ihr Tun versunken sind, dass sie alles andere vergessen.

Ändert sich unsere Gefühlslage, so ändert sich auch die Zusammensetzung der Botenstoffe im Gehirn. Diese lösen dann ebenso intensive körperliche Prozesse aus. Deshalb kann es vorkommen, dass jemand, wenn er starkes Leid oder Trauer empfindet, über Nacht altert oder graue Haare bekommt.

Die neuere Wissenschaft sah es als großen Fortschritt an, als sie entdeckte, welche Regionen im Gehirn für welche Funktionen zuständig sind. So konnte lokalisiert werden, in welchem Bereich des Gehirns die Zellen besonders aktiv sind, wenn man rechnet, liest oder meditiert. Damit wurde auch erklärbar, dass jemand nach einer Gehirnverletzung in der Ausübung seiner Fähigkeiten eingeschränkt war. Erstaunt waren die Forscher, als sie feststellen mussten, dass jemand, bei dem beispielsweise das Sehzentrum beschädigt war, zuerst zwar massive Sehstörungen hatte, die Sehleistung jedoch nach einiger Zeit wieder zurückkam. Nach dem aktuellen Stand der Neurowissenschaften ist es erwiesen, dass das Gehirn äußerst flexibel in seiner Restrukturierung nach Verletzungen sein kann. So können beispielsweise Zellen, die dem Hörzentrum zugeordnet werden, Aufgaben übernehmen, die sonst den Zellen des Sehzentrums obliegen.

In dieser Flexibilität wird auch die Ursache für den Phantomschmerz vermutet. Von diesem Phänomen wird gesprochen, wenn durch einen Unfall oder eine Amputation ein Körperteil oder Gliedmaßen fehlen, man jedoch trotzdem noch Schmerzen in diesem nicht mehr vorhandenen Bereich spürt. Das

Schmerzempfinden ist in den Zellen des Gehirns gespeichert und kann dort immer wieder aktiviert werden, selbst wenn man den Körperteil schon vor Jahren verloren hat.

Über den Geist

Der Begriff des menschlichen Geistes wird meist mit dem Verstand und dem Denken assoziiert. Wir sind davon überzeugt, unser Dasein und unsere Verhaltensweisen mit dem Kopf begreifen zu können. Dabei ist es in unseren Beschreibungen so, dass wir einen Verstand haben beziehungsweise ihn benutzen und diesen Vorgang dann als »Denken« bezeichnen. Für die einzelnen »Bestandteile« des Vorgangs haben wir die Bezeichnung »Gedanken«. In dem Moment, da über unsere fünf Sinne ein Reiz an das Gehirn geleitet und über das limbische System ein Gefühl aktiviert wird, entsteht eine Aktivität im Verstand, insbesondere im Sprachzentrum.

Trotz der Vielzahl der Gedanken ist es den Neurowissenschaftlern durch hochkomplizierte Technik gelungen, einzelne von ihnen zu selektieren. Ein einzelner Gedanke ist durch den Verlauf einer Aktivitätskurve gekennzeichnet. Haben Sie sich schon mal Gedanken über Ihre Gedanken gemacht? Versuchen Sie doch einmal zu schätzen, wie viele davon Sie denn so denken. Nun, die Betonung lag auf »schätzen«; und an dieser Stelle kann jede Zahl nur falsch sein. Die Ergebnisse der wissenschaftlichen Forschungen haben ergeben, dass wir zwischen 400 und 700 Gedanken pro Minute denken. Die Schwankungsbreite ist abhängig von der Situation, in der wir uns befinden, und des Themas, mit dem wir uns beschäftigen.

Da unser Gehirn in Lichtgeschwindigkeit arbeitet, ist es um ein Vielfaches schneller, als wir sprechen können. Unsere Sprechgeschwindigkeit korreliert in etwa mit dem Maß, in dem wir uns unserer Gedanken wirklich bewusst sind. Ausführliche Tests haben gezeigt, dass uns nur etwa 3 bis 5 Prozent unserer Gedanken wirklich bewusst sind. Ein bewusster Gedanke ist der, von dem ich weiß, dass ich ihn denke und ihn aussprechen könnte.

Bei den Gedanken können wir verschiedene Arten unterscheiden. Es gibt freie, gebundene, festgelegte, bewusste und unbewusste Gedanken. Am gravierendsten in ihrer Wirkung sind die festgelegten. Diese repräsentieren unsere zum Teil tiefsten und innersten Überzeugungen, zum Beispiel »Südamerikaner sind ein lustiger Menschenschlag«, »Krebs ist nur durch Chemotherapie heilbar« oder »Ich bin selbst schuld, dass ich krank geworden bin«. Diese Sätze drücken innere Überzeugungen aus, an die wir ganz fest glauben; sie können deswegen auch als »Glaubenssätze« bezeichnet werden.

Im Rahmen der Denkmodelle über die Entstehung und auch Heilung von Krebs spielen die Glaubenssätze die größte Rolle. Deshalb schauen wir uns diese jetzt etwas genauer an.

Was sind die Glaubenssätze? Es sind Sätze, die ein Mensch einmal aufgrund von Erlebnissen selbst geprägt oder von anderen übernommen hat, weil er der Überzeugung war, was diese Leute gesagt haben, werde schon richtig sein. Wir kennen das von den Äußerungen der Kinder, in denen wir oft genau das Meinungsbild der Eltern wiederfinden können. Die Glaubenssätze sind eine Orientierungshilfe im Leben, denn sie prägen ja das Weltbild und somit auch das eigene Verhalten.

Weiterhin sind Glaubenssätze Überzeugungen, zu denen keine Gegenmeinung zugelassen wird beziehungsweise kein Gegenbeispiel vorhanden ist. Das Vorurteil »Blondinen sind dumm« ist ein weit verbreitetes Beispiel dafür. Wer entsprechende Erfahrungen mit Blondinen gemacht hat, wird diesem Satz wohl zustimmen und die Überzeugung verstärken. Glaubenssätze können wir daraufhin so intensiv verinnerlicht haben, dass das, woran man glaubt, dann auch tatsächlich eintritt: »In der Stadt einen Parkplatz zu finden ist schwierig«, »Wenn ich eine Spritze bekomme, wird es mir jedes Mal schlecht«, »Ich bin sicher wieder der Letzte, der im Wartezimmer aufgerufen wird« und Ähnliches. Dies kennt man auch als sich selbst erfüllende Prophezeiungen.

Eine der möglichen Wirkungen von Glaubenssätzen ist also die, dass sich das bewahrheitet, was ausgesagt wird. So wie der eine Mensch nie einen Parkplatz bekommt, so ist für den anderen, wenn er einen entsprechenden gegenteiligen Glaubenssatz hat, immer ein Platz frei. Glaubenssätze beeinflussen das gesamte Dasein, sie steuern das Verhalten in Bezug auf die entsprechenden Themen und schränken oft unsere Wahlmöglichkeiten ein. Wenn jemand die irrige Überzeugung »Alle Türken sind faul und stinken« hat, so wird dieser Mensch wohl kaum einen Urlaub in der Türkei buchen, und es wird ihm sicher eine Menge entgehen. Glaubt jemand fest an den Satz »Krebs ist nur durch Chemotherapie heilbar«, so wird er sich allen anderen Methoden von vornherein verschließen.

Eine Folge derartiger Glaubenssätze sind mangelnde Toleranz und fehlendes Verständnis für die, die andere Glaubenssätze haben. Solche tiefverwurzelten Überzeugungen sind die berühmt-berüchtigten »Knöpfe«, die gedrückt werden können; denn mit den Glaubenssätzen sind ja auch entsprechende Gefühle beziehungsweise Emotionen verbunden. Erlebt ein Mensch also etwas, was seinen Glaubenssätzen absolut widerspricht, wird er somit auch emotional entsprechend reagieren. Dies wiederum kostet eine Menge Energie mit den entsprechenden Folgen. Wer folglich viele, meist einschränkende Glaubenssätze in sich trägt, beschränkt damit auch das eigene Potenzial.

Übung

Nehmen Sie ein Blatt Papier sowie einen Stift zur Hand und schreiben Sie zu allen wichtigen Lebensbereichen Ihre Glaubenssätze auf.

Wenn Sie die Übung gemacht haben, war dies sicher eine recht umfangreiche Arbeit, die Ihnen aber vielleicht neue Erkenntnisse über sich selbst gebracht hat.
Im nächsten Arbeitsschritt sollten Sie sich einmal bewusst mit Ihren Glaubenssätzen hinsichtlich Ihrer Krankheit auseinandersetzen. Beachten Sie dabei möglichst viele Aspekte. Hier ein paar Anregungen:

- Schulmedizin,
- alternative Heilmethoden,
- Operation,
- Chemotherapie,
- Überlebenschancen,
- Ärzte,
- Krankenschwestern,
- Ehemann/Ehefrau,
- Freunde,
- Internet,
- Literatur,
- Selbsthilferatgeber oder
- Tod und Sterben.

Über die Seele

Kaum ein Begriff unserer Sprache dürfte schwieriger zu definieren sein als »die Seele«. Der menschliche Verstand versucht sofort, durch Fragestellungen Klarheit zu gewinnen: »Was ist die Seele? Wo sitzt sie? Wozu brauchen wir sie? Was macht sie?« Die Liste der Fragen können wir fortsetzen, schwierig ist es aber, halbwegs brauchbare Antworten zu finden.

In unserem täglichen Sprachgebrauch kommt der Begriff »Seele« immer wieder vor. Und was damit gemeint ist, kann recht unterschiedlich sein. Wir sprechen von »einer Seele von Mensch«, »einem Herzen und einer Seele«, »der Seelenverwandtschaft« und so fort.

Das Wort stammt aus dem Althochdeutschen und wurde von dem Begriff *se(u)la* abgeleitet. Das bedeutete »die zum See Gehörende«. Man dachte damals, dass die Seelen von Ungeborenen und die der Verstorbenen Teil eines größeren Mediums waren, ähnlich wie die Feuchtigkeit zum Wasser gehört.

Wie schon angedeutet wurde, gab es bis noch vor relativ kurzer Zeit eine klassische Dreiteilung: den menschlichen Körper, für den die Medizin zuständig ist, den Geist, um den sich Psychiater, Psychologen und Psychotherapeuten kümmern, und die Seele, die in das Hoheitsgebiet der Kirche fiel. Die Grenzen zwischen diesen »Fachgebieten« wurden erst aufgeweicht, als die Gehirnforschung immer mehr über den Menschen in Erfahrung gebracht hatte. Sprach man früher noch von den sogenannten Geisteskrankheiten, so ist inzwischen sehr viel deutlicher, dass die größten Einflussfaktoren bei diesen Krankheitsbildern die Gefühle und somit die seelischen Ursachen deutlich wichtiger sind. Da Seele und Gefühle ähnlich vage Begriffe sind, werden sie auch in einen engen Zusammenhang gebracht.

Bei allen Anstrengungen, die Seele zu definieren, wird es immer bei Mutmaßungen oder Beschreibungen bleiben. Es ist noch viel zu wenig Zeit vergangen, in der sich Neurowissenschaftler mit Geisteswissenschaftlern sowie Medizinern und Psychotherapeuten an einen Tisch gesetzt haben, um mehr über die Seele zu erfahren. Es bleibt Ihrer Einschätzung überlassen, ob Sie davon ausgehen, dass es eine Seele gibt und Sie somit selbst auch eine haben – oder ob es etwas, was sich nicht definieren lässt, auch nicht geben kann. Für die einen ist es der göttliche Funke, für die anderen esoterische Wortspielerei.

Vielleicht ist es die Seele, welche die Kraft darstellt, die das gesamte Universum zusammenhält. Möglicherweise sorgt die Seele auch dafür, dass aus dem biologischen Prozess der Zeugung ein Mensch entsteht. Eventuell sind es die unsichtbaren Fäden, mit denen uns unsere Schutzengel in schwierigen Situationen begleiten.

Bei den Indianern war es Tradition, einen Leichnam 49 Tage aufzubahren, damit der Seele genügend Zeit bliebe, den Körper zu verlassen. Menschen, die Sterbende bei ihrem Abschied begleiten, berichten oft darüber, genau den Moment gespürt zu haben, in dem die Seele sich vom Körper löste. Andere bemerken ganz genau die Anwesenheit kürzlich Verstorbener. Ist da vielleicht die Seele zurückgekehrt? Ist es die Kraft der Seele, die eine Frau oftmals treffsicher genau den Moment ihrer Befruchtung spüren und sie wissen lässt, dass sie ab jetzt schwanger ist? Oder ist Seele vielleicht die Instanz, die mich jenseits von Verstand und freiem Willen auf manchmal seltsamen Wegen durchs Leben führt?

Übung

Beschreiben Sie auf einem Blatt Papier, was die Seele für Sie bedeutet.

Die »Sprache« von Geist, Körper und Seele

Die Sprache des Geistes

Einfach ausgedrückt, ist Sprache eine Kommunikationsform. Die Kommunikationsform des Geistes. In dem Moment, da wir mit unserem Verstand einen Denkprozess beendet haben und einen Mitteilungsdrang verspüren, bedienen wir uns des Kommunikationsmittels menschlicher Sprache. Diese kann aus Gesten, Symbolen, Bildern sowie Wörtern bestehen. Oftmals wird auch eine Mischform daraus verwendet. Basiert die Kommunikation zwischen dem Geist zweier Menschen auf den gleichen Grundlagen, so wird ein Mindestmaß an Verständigung erreicht. Verständigung bedeutet jedoch noch lange nicht Verständnis.

In Deutschland ist jedem klar, was das Symbol der zwei Nullen auf einer Tür bedeutet. Einem Südamerikaner kann dies fremd sein. Der Ring, den wir aus Daumen und Zeigefinger formen, kann für einen Taucher eine völlig andere Bedeutung als für einen Italiener haben. Nur wenn zwei die gleiche Sprache sprechen, können sie sich wirklich verständigen. Selbst wenn ein Ehepaar miteinander sich ausschließlich der deutschen Muttersprache bedient, heißt das noch lange nicht, dass die beiden sich auch verstehen. Dies treibt inzwischen solch kuriose Blüten, dass Sie im Buchhandel bereits Lexika finden mit Titeln wie *Mann–Deutsch, Deutsch–Mann* und *Frau–Deutsch, Deutsch–Frau*. Sprachwissenschaftler wollen auch herausgefunden haben, dass eine Frau im Durchschnitt pro Tag etwa 20 000 Wörter gebraucht, ein Mann hingegen jedoch nur etwa

7000. Wenn das stimmt und »er« nach einem anstrengenden Arbeitstag, währenddessen er bereits 6800 Wörter verbraucht hat, nach Hause kommt und auf »sie« trifft, die vielleicht noch 13 000 übrig hat, wären die Konflikte ja programmiert ...

Nun gut. Wir gehen aber nicht nur mit der Menge unserer Wörter unbewusst um, bei vielen beachten wir auch nicht den Sinn, der dahintersteckt, zum Beispiel:

- Ent-täuschung: »Ich bin enttäuscht«, heißt im Klartext, dass eine Täuschung beendet ist, kann also ein Anlass zur Freude sein. Meist sind wir jedoch traurig, weil wir uns eine andere Vorstellung gemacht haben.

- Vor-stellung: »*Ich* habe *mir* etwas anderes *vor*gestellt«, und zwar wurde ein inneres Bild, so wie man es gern hätte, *vor* die Realität *gestellt*. In dem Moment, da die Differenzen ans Tageslicht kommen und spürbar werden, ist man ent-täuscht.

- Wenn wir etwas ver-inner-lichen, kommt dies bei uns ganz nach innen. Wenn wir später wieder Zugang dazu haben, so können wir uns er-innern.

Die Sprache des Körpers

Wenn wir nun davon ausgehen, dass der Körper auch die Möglichkeit hat, mit uns zu kommunizieren, so sollten wir uns einmal mit seiner ganz speziellen Ausdrucksweise befassen. Eine deutliche Sprache spricht er beispielsweise dann, wenn wir etwas essen, was aus irgendeinem Grund nicht gut für uns ist. Der Brechreiz und das anschließende Sichübergeben sind seine Art, uns zu sagen: »Das ist nicht gut für dich.«

Solch eindeutige Signale sind noch relativ einfach zu verstehen. Schwieriger wird es bei anderen physischen Erscheinungen oder Symptomen. In den siebziger Jahren wurde der Begriff der Organsprache erfunden, und allen körperlichen Beschwerden wurde eine ganz bestimmte psychische Ursache zugeordnet, zum Beispiel:

- Halsprobleme: etwas nicht schlucken wollen,
- Magenbeschwerden: etwas nicht verdauen wollen,
- Wirbelsäulenprobleme: keinen Halt, keine Haltung haben; sich nicht beugen wollen.

Es sind zahlreiche Bücher darüber gedruckt worden, und sie waren damals wegweisend, um seelische Ursachen von Krankheiten finden zu können. Es ist jedoch immer ruhiger darum geworden. Denn zum einen drückt sich der Körper sehr viel subtiler aus, und zum anderen ist mit einer so pauschalen Zuweisung keinem Patienten wirklich geholfen. Nach meiner Erfahrung sind diese ganzen Theorien haltlos. Bei hundert Frauen, die an Brustkrebs auf der linken Seite erkrankt sind, gibt es hundert völlig verschiedene seelische Ursachen. Deshalb muss jeder Mensch ganz individuell bei der Suche nach seiner eigenen seelischen Ursache für die Mitteilung seines Körpers und den damit verbundenen Lösungsmöglichkeiten betreut werden.

Die Sprache der Seele

Als Ergebnis meiner eigenen Erfahrung und dessen, was mir zahllose Patienten berichten, kommuniziert die Seele über die ganz besonderen Ereignisse in unserem Leben mit uns. Andere bezeichnen dies als Schicksal, Zufall, Fügung oder Ähnliches.

Haben wir nicht alle schon Erlebnisse hinter uns, in denen wir uns in dem Moment, wo sie eintraten, gefragt haben, wozu sie gut sein sollen? Gab es nicht genauso zu einem späteren Zeitpunkt dann im Rückblick die Erkenntnis, welchem Zweck sie dienten? Oftmals beschreiben wir sie damit, dass sie uns wieder »auf den rechten Weg« gebracht haben. Möglicherweise ist dieser »rechte Weg« der rote Faden all der Lebensthemen, die unsere Seele geklärt haben will. Sind wir doch gerade aus den schwersten Schicksalsschlägen besonders gestärkt und mit einem Gefühl der Reife und Klärung hervorgegangen!

Wie viele stressgeplagte Arbeitstiere mussten erst ihren Herzinfarkt erleiden, um ihr Leben vielleicht völlig umzukrempeln, um dann sagen zu können: »Jetzt weiß ich, was der Sinn in meinem Leben ist und was meine Seele braucht«? Vor allem wenn wir uns von starkem seelischem Ballast befreien, ist unser Wohlgefühl besonders groß.

Übung

Nehmen Sie Papier sowie einen Stift und erstellen Sie eine Liste der Aspekte, die Ballast für Ihre Seele sind.

Selbst wenn die äußeren Umstände noch so unangenehm sind, wenn die Seele sich entfalten darf, geht es uns gut. Mit dem Spruch »die Seele baumeln lassen« beschreiben wir doch genau die Momente, in denen wir mal etwas völlig anderes machen als sonst oder einfach nur faul sein dürfen. Im normalen, stressigen Alltag sind es auch oft Kleinigkeiten wie zum Beispiel ein Kompliment, eine nette Geste, der Vortritt an der Supermarktkasse und Ähnliches, die wir als »Balsam für die Seele« bezeichnen.

Übung

Nehmen Sie Papier und einen Stift und erstellen Sie eine Liste der Aspekte, die in Ihrer jetzigen Situation »Balsam für Ihre Seele« sein könnten.

Denkmodelle, auf denen die PSRT basiert

Die verschiedenen Theorien, die ich Ihnen auf den nächsten Seiten vorstellen möchte, fassen die bisher beschriebenen Aspekte von Körper, Geist und Seele in einer etwas anderen Darstellungsweise zusammen. An dieser Stelle möchte ich den Hinweis aus dem Vorwort wiederholen: Bitte seien Sie kritisch. Hinterfragen Sie alles, was Ihnen im Folgenden angeboten wird, und überprüfen Sie es anhand Ihrer eigenen Situation. Führen Sie die Übungen wieder schriftlich aus. Und wenn Sie mit einer Auffassung nicht einverstanden sind, so sehen Sie die ganze Angelegenheit einfach als unterschiedliche Sichtweise von verschiedenen Menschen.

Das Modell der Ebenen

Das erste Denkmodell bietet Ihnen die Möglichkeit, alle Aspekte Ihres Lebens, insbesondere diejenigen, die Ihre jetzige Situation betreffen, in eine grobe Ordnung zu bringen. Es besteht aus verschiedenen Ebenen, die aufeinander aufbauen. Die unterste Ebene ist eine *materielle*. Hier bringen wir gedanklich alles unter, was wir tatsächlich wiegen, messen, zählen und anfassen können, so zum Beispiel Geld, Auto, Computer, Haus und im Zusammenhang mit Krankheit, Gesundheit und dem Körper auch Knochen, Muskeln, Blut, Gewebe und den Krebs.

Die nächsthöhere Ebene ist eine *strategische*. Hier geht es darum, wie und wo wir mit dem umgehen oder das einsetzen, was uns auf der materiellen Ebene zur Verfügung steht. Im Zusammenhang mit Krebs also die Frage, welche Strategie wir wählen, um wieder gesund werden zu können: Bleiben wir bei den Möglichkeiten der Schulmedizin, kümmern wir uns um alternative Heilungsmethoden, gehen wir zum Geistheiler, lassen wir der Natur ihren Lauf, oder was tun wir sonst?

Spirituelle Ebene
Energetische Ebene
Mentale Ebene
Strategische Ebene
Materielle Ebene

Das Modell der Ebenen

Darüber ist die *mentale* Ebene angesiedelt. Damit ist das Denken gemeint, also alles, was wir mit dem Verstand machen. Wovon sind wir überzeugt? Woran glauben wir? Was lehnen wir als unmöglich ab? Wie denken wir über das, was uns auf der materiellen Ebene zur Verfügung steht? Wie denken wir über unser strategisches Vorgehen im Leben, insbesondere über die Strategie im Umgang mit Krebs?

Über der mentalen Ebene finden wir die *energetische*. Für diese Art der Energie gibt es unterschiedlichste Bezeichnungen: »Prana«, »Chi«, »Orgon« und so fort. Ganz gleich, ob Sie einen Namen dafür haben oder nicht, es ist die Energie, die immer vorhanden ist und ständig wirkt. Sobald wir einem anderen Menschen begegnen, nehmen wir seine Energie wahr und sortieren diesen Menschen ganz schnell in unsere gedanklichen Schubladen. Er wirkt dann auf uns sympathisch oder unsympathisch, erfolgreich oder erfolglos, krank oder gesund und dergleichen. Genauso können wir auch Aussagen treffen zu der Energie, die er ausstrahlt: »Er strotzt vor Energie« ist dann eine mögliche Variante.

Die oberste Ebene in diesem Denkmodell ist eine spirituell-philosophische. Hier lassen sich folgende Fragen stellen: »Hat mein Dasein einen Sinn?«, »Was war, bevor ich geboren wurde? Und was wird nach meinem Tod sein?«, »Gibt es so etwas wie den lieben Gott? Wenn ja, warum lässt er alles zu, was auf der Erde so passiert?« und dergleichen mehr.

Falls es solche Fragen in Ihrem Leben gibt, ordnen Sie sie hier ein. Können Sie damit nichts anfangen, beachten Sie diese Ebene in dem Denkmodell einfach gar nicht.

Wendet man dieses Modell auf eine Krebserkrankung an, so könnte das folgendermaßen aussehen:

- Ebene 1 (materiell): Eine Krebserkrankung ist ein unkontrollierter, wilder Wuchs von Zellen. Davon betroffen sind unterschiedliche Körperteile und Organe. Interessant sind auch die Zahlen zum Krebs, also zum Tumor, das heißt dem Fehlwuchs der Zellen an sich. Gelingt es einer einzelnen Krebszelle, sich ungehindert zu teilen, also zu verdoppeln, wächst ein Tumor heran. Die einzelne Zelle hat einen Durchmesser von etwa drei tausendstel Millimetern. Ab einem Durchmesser von einem Zentimeter ist der Tumor jedoch erst durch diagnostische Verfahren erkennbar. Dann besteht er bereits aus etwa siebzehn Millionen Zellen.

- Ebene 2 (strategisch): Für den betroffenen Patienten gibt es eine fast unüberschaubare Auswahl an Möglichkeiten, mit dieser Krankheit umzugehen. Dies reicht von den klassischen Methoden der Schulmedizin wie Operation, Bestrahlung, Chemotherapie über die Misteltherapie bis hin zum Handauflegen und dem Gesundbeten der Esoteriker.

- Ebene 3 (mental): Hier fallen schon wesentliche Entscheidungen im Umgang mit der Krankheit. Im Wesentlichen ist Krebs auch ein »Geschäft mit der Angst«. Kaum ist die Diagnose eröffnet worden, steht das Thema »Tod und Sterben« im Raum. Der Patient ist – und wird – massiv verunsichert. Aufgrund der Dramatik, die mit einer solchen Diagnose verbunden ist, vergleichbar mit einem Schockzustand, sind auch die Denk- und Wahrnehmungsmöglichkeiten des Patienten eingeschränkt.

- Ebene 4 (energetisch): Jetzt werden anhand des energetischen Zustands des betroffenen Patienten die Auswirkungen der mentalen Ebene spürbar. Ein Gedanke wie etwa »Ich habe nicht mehr viel Zeit« wird sich energetisch anders auswirken als zum Beispiel »Ich informiere mich umfassend und treffe in Ruhe eine Entscheidung«.

- Ebene 5 (spirituell): Nun taucht immer wieder die Frage »Warum ich?« auf. Falls sich überhaupt eine Antwort darauf finden lässt, dann sicher erst sehr lange nach der eventuellen Bewältigung der Krankheit. Im Zustand des Akut-betroffen-Seins von der Diagnose Krebs lassen sich darauf beim besten Willen keine Antworten finden.

Übung

Nehmen Sie Papier und Stift zur Hand und arbeiten Sie das Modell der Ebenen für sich aus. Stellen Sie sich zu den jeweiligen Ebenen hinsichtlich Ihres Karzinoms folgende Fragen:

- Was ist positiv, was ist negativ auf dieser Ebene?
- Was weiß ich schon, welches Wissen fehlt mir noch?
- Welche Vorteile, welche Nachteile hat es?

Das Modell vom »Ich« und seinen »Rollen«

Im vorangegangenen Abschnitt haben Sie ein Denkmodell kennengelernt, das eine sehr umfassende Einteilung möglich macht; denn es können ein einzelner Mensch, eine Familie oder sogar eine ganze Nation mit allen Aspekten ihres Daseins in die verschiedenen Ebenen sortiert werden.

Eine andere Theorie ist die, mit der einzelne Personen beschrieben werden können. Einen Menschen zu charakterisieren ist auf vielfältige Art und Weise denkbar. Es kann anhand verschiedener Daten wie zum Beispiel Geburtstag, Größe, Gewicht und so weiter gemacht werden. Eine weitere Möglichkeit ist die Nennung von Eigenschaften wie etwa »hilfsbereit«, »treu«, »ehrlich« oder »humorvoll«.

In diesem Denkmodell erfolgt die Beschreibung einer Person anhand ihrer »Rollen«. Damit ist keinesfalls gemeint, dass jemand eine Rolle *spielt*. Vielmehr geht es darum, was das Leben so, wie es stattfindet, an unterschiedlichsten Anforderungen an uns und unser Verhalten stellt. Dies ist mit dem Begriff »Rolle« gemeint. Verständlicher wird es vielleicht, wenn wir uns bewusst machen, dass wir einen Menschen ja auch als »Person« bezeichnen. Das Wort ist abgeleitet vom lateinischen *persona*, was ursprünglich »Maske« bedeutete.

Jeder von uns hat den ganzen Tag lang unterschiedlichste Rollen auszufüllen. Dies fängt schon morgens beim Aufstehen an. Am Frühstückstisch kann ich den Part des Muntermachers oder des Morgenmuffels übernehmen. Anschließend, auf dem Weg zur Arbeit, bin ich wieder in einer neuen Rolle: in der des Verkehrsteilnehmers. Auch diese kann unterschiedlich sein, zum Beispiel als Fußgänger, als Radfahrer, als Autofahrer oder als S-Bahn-Benutzer. Anschließend, am Arbeitsplatz, habe ich wieder eine neue Rolle auszufüllen. Es kann die des Angestellten sein, die des Kollegen, des Chefs oder auch des Selbständigen. Gehe ich in der Mittagspause dann einkaufen, so bin ich der Konsument. Wenn ich dann am Nachmittag frei habe und meinem Hobby nachgehe, bin ich wieder in einer neuen Position, zum Beispiel in der des Hobbygärtners, des Freizeitkapitäns, des Lesers. Besuche ich anschließend meine Eltern, werde ich, unabhängig von meinem Alter, automatisch wieder das Kind. Nach dem Elternbesuch bin ich zu Hause möglicherweise in der Rolle des Ehemanns, der Ehefrau, des Singles und dergleichen.

Übung

Nehmen Sie Papier sowie einen Stift zur Hand und erstellen Sie eine Liste aller Rollen, die Sie an einem Tag so ausfüllen.

Betrachten Sie sich und Ihre Tagesabläufe einmal speziell aus Ihrer Rolle als Krebspatient. Diese lässt sich differenzieren. Mal

148

sind Sie der Patient im Wartezimmer, dann der vor der Untersuchung, während der Untersuchung, nach der Untersuchung. Anschließend sind Sie der Patient bei der Befunderöffnung, im Gespräch mit anderen Leidensgenossen, im Dialog mit Angehörigen und Freunden und so weiter ...

Übung

Nehmen Sie Papier und einen Stift und erstellen Sie eine Liste aller Rollen, die Sie speziell als Krebspatient erleben.

Führen wir das Denkmodell einen Schritt weiter. Dabei gehen wir davon aus, dass zu jeder einzelnen Rolle auch ganz markante Gedanken gehören, die speziell in ihr auftauchen und auch Ihr Verhalten darin prägen. So kann zum Beispiel eine Frau in der Rolle der Mutter den Gedanken »Für meine Kinder will ich nur das Beste« haben. Ein Mann als Chef hat vielleicht die weniger charmante Idee »Angestellte kosten viel Geld und bringen wenig«. Beim Einkauf, als Konsument, denkt vielleicht jemand: »Für mein hart verdientes Geld möchte ich gute Qualität bekommen.«

Übung

Tragen Sie entsprechend den einzelnen Rollen im Laufe Ihres Tages Ihre markanten Gedanken in eine Liste ein. Dabei kann es vorkommen, dass Sie in einer Rolle mehrere davon nennen.

Wenn Sie die Übung durchgeführt haben und sich jetzt die Liste Ihrer Inspirationen ansehen, was kommt Ihnen dabei so in den Sinn? Haben Sie Ihre Gedanken als einzelne Wörter wie zum Beispiel »schön«, »Belastung«, »will ich nicht« oder als ganze Sätze wie etwa »Ich muss eine gute Mutter sein« formuliert? Versuchen Sie einmal, jeden Gedanken als ganzen Satz zu artikulieren – hier einige Anregungen:

- »Es ist alles zu teuer.«
- »Mein Beruf ist angenehm vielseitig.«
- »Mit meinem Mann will ich gute und schlechte Zeiten teilen.«
- »Ich genieße die Freiheit als Single.«
- »So enge Bindungen mag ich nicht.«
- »Kinder zu haben heißt, Verantwortung zu tragen.«
- »Muss die Chemotherapie wirklich sein?«
- »Ich will nicht schon wieder operiert werden.«
- »Keiner spricht über meine Lebenserwartung.«

Übung

Jetzt sprechen Sie jeden Gedanken einmal laut aus und beobachten Sie sich dabei.

Der nächste Schritt im Modell der Rollen befasst sich mit den Gefühlen. Dabei wird davon ausgegangen, dass mit den Gedanken in einer einzelnen Rolle auch ganz spezifische innere Regungen verbunden sind, die immer dann auftreten, wenn sich jemand in dieser Rolle befindet und den dazugehörigen Gedanken hegt. So hat zum Beispiel die Frau in der Rolle der Mutter mit dem Gedanken »Für meine Kinder will ich nur das Beste« dabei vielleicht ein Gefühl der Fürsorglichkeit. Bei dem Mann in der Rolle des Chefs mit der Idee »Angestellte kosten viel und bringen wenig« ist damit vielleicht ein Gefühl der Wichtigkeit verbunden.

Übung

Gehen Sie noch mal die Liste Ihrer Rollen und die der dazugehörigen Gedanken durch und tragen Sie dazu die jeweils
auftretenden Gefühle ein.

Hier einige Anregungen: »verloren, Zwang, Angst, Unsicherheit, genervt, überheblich, anspruchsvoll, Ratlosigkeit, Zorn,
Trauer, Wut, belastend, unterdrückt, überfordert, angespannt,
Leistungsdruck, Missverständnis, nervös, ehrgeizig, Hass, Hoffnungslosigkeit, minderwertig, gleichgültig« und so weiter.

Sehen Sie sich jetzt in dieser Form mit Ihrer Gefühlswelt konfrontiert, was kommt Ihnen dabei in den Sinn?

Sehen Sie sich jedes einzelne Gefühl noch einmal genau an
und überlegen Sie, ob es sich wirklich um ein Gefühl handelt
oder vielleicht eher einen Zustand beschreibt. Zum Beispiel
beschreibt das Wort »eingeengt« eher einen Zustand; das da-
zugehörige Gefühl in dem eingeengten Zustand kann möglicherweise »hilflos« sein.

Wenn Sie jetzt Ihre überarbeitete Liste der Gefühle ansehen,
entdecken Sie dann ein Gefühl, das mehrfach auftaucht? Wenn
ja, tritt es in Verbindung mit speziellen Personen oder mit bestimmten Situationen auf?

Im nächsten Schritt geht es darum, diese Gefühle zu bewerten,
und zwar um die Auswirkungen der Gefühle auf Ihre Energie
und Ihren energetischen Zustand. Dabei stellt sich die Frage:
Bringt dieses Gefühl, das zu einer Rolle und einem Gedanken
gehört, Energie, oder raubt es sie? (Beurteilen Sie das zunächst
intuitiv. Mehr zum Thema »Energie« erfahren Sie im folgenden
Abschnitt »Das Modell der Spannung«.)

Übung

Bewerten Sie die energetische Wirkung der Gefühle danach, ob ein Gefühl Energie bringt oder ob es mehr Energie kostet. Dies ganz einfach in Form eines Plus- oder Minuszeichens.

Wenn Sie sich jetzt Ihre Aufstellung ansehen, was kommt Ihnen dabei so in den Sinn? Zählen Sie nach, ob Sie mehr Plus- oder mehr Minuszeichen vergeben haben. Und überlegen Sie einmal, was Sie bei den Rollen oder den Gedanken, die ein energieraubendes Gefühl erzeugen, vielleicht ändern können. Genauso können Sie Überlegungen anstellen, wie Sie zu noch mehr Rollen oder Gedanken kommen, die energetisch stärkende Gefühle auslösen.

Eine weitere These in diesem Denkmodell geht davon aus, dass ein Gefühl, wenn es lang genug verspürt wird, auch eine körperliche Reaktion hervorruft. Diese Reaktionen können vielfältigster Art sein: Druck im Magen, Engegefühl im Hals, Gänsehaut, Herzklopfen, Schwindel, weiche Knie, Anspannung der Muskulatur, Durchfall und Ähnliches.

Übung

Arbeiten Sie in der Liste Ihre Gefühle durch, die Sie mit einem Minuszeichen versehen haben: Versuchen Sie, sich noch mal darin einzufühlen, und beobachten Sie, welche körperliche Reaktion Sie verspüren.

Haben Sie bei den Gefühlen unterschiedliche körperliche Reaktionen oder lösen alle unangenehmen Gefühle die gleiche physische Resonanz aus?

Ihre bisherigen Notizen könnten jetzt zusammengefasst zum Beispiel folgendermaßen aussehen:

- Rolle: Tochter.
- Gedanke: »Meine Mutter bevormundet mich heute noch.«
- Gefühl: unterdrückt.
- Bewertung: minus.
- Körper: Kloß im Hals.

- Rolle: Krebspatientin bei der Befundbesprechung.
- Gedanke: »Hoffentlich sind die Werte diesmal besser.«
- Gefühl: Angst.
- Bewertung: minus.
- Körper: Unterleib verkrampft.

- Rolle: Krebspatient nach der Erstdiagnose.
- Gedanke: »Das darf in der Firma niemand erfahren.«
- Gefühl: Unsicherheit.
- Bewertung: minus.
- Körper: Herzrasen.

Diese vier Elemente – Rolle, Gedanke, Gefühl und die entsprechende Reaktion des Körpers – sind untrennbar miteinander verbunden. Unser ganzes Leben lang befinden wir uns ständig in irgendeiner Rolle. Wir haben keinen Gedanken ohne Gefühl und keine Gefühle ohne körperliche Reaktionen darauf. Die Elemente beeinflussen sich auch gegenseitig: Sie können sich stärken und schwächen. Ändere ich meine Gedanken, ändern sich zwangsläufig meine Gefühle, und eine körperliche Reaktion kann verstärkt werden oder auch nachlassen.

Weil die Untrennbarkeit und gegenseitige Beeinflussung nun einmal gegeben ist, ähnlich wie die Software in einem Computer, bezeichne ich dies als »Programm«. Es sind jene Programme, und davon wiederum besonders die Gefühle, die massiv unser Verhalten steuern, unsere körperlichen Zustände beeinflussen und die Ursache für Krankheiten sein können.

Das Modell der Spannung

Mit jeder einzelnen Rolle, die wir auszufüllen haben, sind ganz prägnante Gedanken verbunden, mit denen wiederum ein Gefühl verbunden ist. Dieses Gefühl haben Sie daraufhin bewertet, ob es Energie bringt oder Energie abzieht. Wenn Sie sich einmal vorstellen, dass Sie über einen längeren Zeitraum – oder auch in kürzeren Zeitspannen, aber dafür öfter – in einem Gefühl sind, das Ihnen die Energie raubt: Wie wird sich das vermutlich auswirken?

Das unangenehme Gefühl wird sich verstärken, die Energie wird noch weniger, und irgendwann reagiert Ihr Körper auf diese Energielosigkeit. Das ist nach dem Modell der Ebenen die Auswirkung auf der energetischen Ebene.

Wenn wir in diesem Zusammenhang von Energie sprechen, so ist damit die Energieform der elektrischen Spannung gemeint. Jeder Mensch, jeder Körper, jede einzelne Zelle besitzt eine eigene elektrische Spannung. Sie ist zwar minimal, jedoch messbar. Stellen wir uns eine menschliche Zelle einmal als Kugel oder Ball vor. Ist sie gesund, hat sie eine Oberflächenspannung zwischen 70 und 110 Millivolt. Dieses Spektrum können wir auch als »grünen Bereich« bezeichnen. Eine Krebszelle hat zum Beispiel nur noch zirka 25 Millivolt. Zudem verbraucht sie auch noch etwa zehnmal so viel Energie aus dem Körpersystem wie eine gesunde Zelle. Dies kann einer der Hintergründe sein, warum es mit Krebspatienten ab einem gewissen Stadium so schnell zu Ende geht.

Solange wir uns in unserem »grünen Bereich« aufhalten, sind wir ausgeglichen, zufrieden und gesund. In dem Moment, da sich unsere Spannung so verändert, dass wir ihn verlassen, fühlen wir uns deutlich unwohler und versuchen mehr oder weniger bewusst, wieder in jenen ausgeglichenen Zustand zu kommen.

Jetzt drängt sich natürlich die Frage auf, wodurch wir aus diesem »grünen Bereich« geraten. Ursache dafür ist das, was wir alle unter dem Begriff »Stress« kennen. Dies ist ein Wort, das ursprünglich aus der Materialforschung kommt, und zwar aus der Metallindustrie. Um die Qualität und Güte eines Metalls zu prüfen, werden Proben davon unter Spannung gesetzt, und diese Spannung wird so weit erhöht, bis das Material Risse zeigt und bricht. Der Vorgang wird als »Stressen«, also »Überspannen«, bezeichnet.

Nun ist ein Leben ohne Stress in der heutigen Zivilisation undenkbar. Wir alle haben ihn, jeder auf seine Weise und durch Unterschiedliches ausgelöst. Wir haben Stress mit dem Chef, mit dem Partner, mit dem Geld, mit der Zeit, mit uns selbst und so weiter. Die Liste der Stressfaktoren ist schier endlos. Entscheidend ist jedoch, wie wir damit umgehen. Wenn wir einen anstrengenden Tag hinter uns haben, werden wir uns danach mit großer Wahrscheinlichkeit davon erholen wollen. Wir möchten uns ent-spannen, das heißt, wieder in den »grünen Bereich« kommen. Dazu legen wir ein bestimmtes Verhalten an den Tag. Dies ist bei jedem Menschen etwas anders: Der eine geht spazieren, der nächste liest ein Buch, ein anderer treibt Sport, ein weiterer versucht es mit Alkohol. Manche Menschen lernen auch gezielt eine Entspannungstechnik wie zum Beispiel Meditation, Muskelentspannungsmethoden, Yoga, Biofeedback und Ähnliches.

Solange das, was wir tun, uns wieder in den »grünen Bereich«

bringt und sozialverträglich ist, also niemand anderen beeinträchtigt oder schädigt, ist es in Ordnung. Wenn die Maßnahmen nicht ausreichen, so werden wir unser Verhalten möglicherweise intensivieren, um doch wieder in den »grünen Bereich« zu kommen. Aus dem Spaziergang wird dann das Joggen und aus dem Joggen irgendwann vielleicht der Marathonlauf. Aus dem einen Glas Rotwein am Abend wird dann möglicherweise eine ganze Flasche, oder zu dem Bier kommt ein zweites oder drittes und ein kleiner Schnaps dazu. Oft ist zu beobachten, dass aus den ursprünglichen Verhaltensweisen, die einmal dazu gedient haben, sich zu entspannen, dann neue Stressfaktoren werden. Wer sich einmal durch lockeres Joggen in der Natur erholt hat und jetzt zum Marathonläufer geworden ist, wird nun einen völlig anderen Tagesablauf haben als früher. Wenn das intensive Training dann das Familienleben und die sozialen Kontakte beeinträchtigt, entsteht daraus neuer Stress; und wieder wird etwas gesucht, um sich auch von dieser Überspannung zu erholen.

Es ist nicht immer möglich, den Stressabbau zu planen und gezielt durchzuführen. Oft genug gibt es Situationen im Leben, die uns plötzlich und unvorhersehbar eine Spannungsveränderung bringen und in denen wir dann sofort etwas tun, um den inneren Druck loszuwerden. Das sind die Situationen, in denen wir irgendwie, meist sehr unbewusst, reagieren; und weil diese Reaktionen oft unangemessen, übertrieben und heftig sind, tut es uns anschließend leid.

Sie kennen solche Spannungssituationen zwischen Menschen, die miteinander Stress haben, wobei einem von beiden »ein böses Wort rausrutscht«. Hinterher wird sich dann entschuldigt: »Es tut mir leid, ich hab das nicht so gemeint. Ich wusste nicht, was ich getan habe. Es soll nicht wieder vorkommen ...«

Genauso kann es geschehen, dass Menschen ihre Stimme anheben, schreiend mit der Faust auf den Tisch hauen oder auch fluchtartig den Raum verlassen und die Tür zuknallen.

Ein anderes Verhalten, um eine innere Spannung abzubauen, können wir häufig zwischen Eltern und ihren Kindern beobachten: Den Eltern »rutscht die Hand aus«. Dabei kommt es oft auch noch zu Schuldzuweisungen gegenüber den Kindern: »Du hast mich so genervt.«

Eine weitere Variante des menschlichen Verhaltens, um eine innere Spannung zu lösen, kennen wir alle: Es wird zu viel, zu laut oder an der falschen Stelle gelacht. Jemandem passiert ein Missgeschick. Es fällt zum Beispiel eine Vase runter. Dieser Mensch schaut dann möglicherweise verlegen um sich und sagt mit seltsamem Kichern zu den Umstehenden: »Ach, bin ich heute aber wieder ungeschickt. Hihihi.« An dieser Stelle ist Lachen eigentlich völlig unangebracht. Ein angemessenes Verhalten wäre es, Schaufel und Besen zu holen und mit dem Besitzer der Vase zu klären, wie der Schaden wiedergutgemacht wird.

Genauso haben sicher schon alle erlebt, dass Menschen in einer besonderen Erregungsphase oft zu viel und manchmal auch irres Zeugs reden. Dies ist dann der Versuch, die Spannung über das Sprechen zu lösen. Sie kennen wohl ebenso Menschen, die einen besonderen »Tick« haben, also zum Beispiel immer dann, wenn sie das Haus verlassen, sich an der Gartentür noch mal umdrehen und vergewissern, dass sie die Haustür auch wirklich abgeschlossen haben. Und dies wiederholt sich möglicherweise mehrfach.

Die Liste der seltsamen Verhaltensweisen lässt sich fortsetzen. Da gibt es Menschen, die aufgrund einer inneren Spannung alles kontrollieren möchten, alles besonders gut machen wollen oder sogar bis in den Bereich der psychischen Auffälligkeiten und Krankheiten gehen. Hier können wir alle Süchte wiederfinden genauso wie die unterschiedlichsten Zwangsverhaltensweisen. Viele kennen die berühmte Entspannungszigarette nach besonders stressigen Situationen. Der Alkoholismus zählt ebenfalls zu den stoffgebundenen Süchten, die dem Spannungsabbau dienen sollen. Weitere Zwangsmuster können zum Beispiel Waschzwang, Kontrollzwang, Kleptomanie, Feuerlegen und Ähnliches sein.

Die extremste Form von absonderlichem Verhalten, um mit einer inneren Spannung umzugehen, dürfte der Amoklauf sein. Im Amokläufer baut sich über einen langen Zeitraum, für andere oft unmerklich, eine massive innere Spannung auf. Irgendwann ist sie so stark, dass er wohl keine andere Lösung sieht, als die vermeintliche Ursache seiner Spannung zu beseitigen. Hat er dann seine Tat ausgeführt, ist damit seine innere Spannung gelöst, und er fühlt sich, zumindest vorübergehend, entspannt. Dies lässt sich auch daran erkennen, dass Amokläufer, die die Tat überleben, unmittelbar danach einen ziemlich entspannten Gesichtsausdruck aufweisen.

Eine weitere extreme Form eines Verhaltens, um die innere Spannung zu lösen, ist der Suizid, der Selbstmord. Dies ist oft ein verzweifelter Hinweis darauf, dass die betroffene Person wirklich keinen anderen Ausweg aus ihrer misslichen Situation weiß.

Kommen wir wieder zurück zu den weniger extremen Verhaltensweisen: Ein Merkmal dieser Reaktionen ist es, dass wir in einem ruhigen, also entspannten Zustand, vom Verstand her wissen, dass sie »nicht in Ordnung« sind. Wir nehmen uns fest vor, dies besonders zu beachten, damit es nicht wieder vorkommt.

Tritt jedoch erneut die Situation ein, die uns hohen Stress verursacht, sind schnell alle guten Vorsätze dahin, und wir reagieren wieder genauso. Dies tut uns im Nachhinein nicht nur wieder leid, sondern wir verurteilen uns auch noch selbst, weil wir es nicht geschafft haben, anders damit umzugehen. Das Ganze ist dann schon wie ein bestimmtes Muster, nach dem wir immer und immer wieder reagieren. Dies hat zur Folge, dass es schon Stress auslöst, wenn wir nur an die bevorstehende Situation denken.

Eine weitere Auswirkung einer inneren Spannung zeigt uns unser Körper direkt an. Die Veränderung der Spannung – sei es ein übermäßiger Anstieg oder auch ein Abfall über die jeweiligen Grenzwerte hinaus – führt zu einer direkten Veränderung der gesamten Körperchemie. Die Arbeitsweise des Immunsystems ändert sich, die chemische Zusammensetzung des Blutes wird anders, es werden Botenstoffe im Gehirn verändert, die Einfluss auf die Kommunikation zwischen unseren Zellen haben. Und was jeder schon verspürt hat, ist ein heftiger Adrenalinausstoß.

Der Körper reagiert auf den Stress und die Spannungsveränderung unter anderem mit einer sprichwörtlichen »Verspannung«. Diese betrifft am Anfang tatsächlich nur die Muskeln, kann aber entweder stärker werden oder sich als Symptom verändern, um ein Signal zu geben, dass mit der inneren Spannung etwas nicht stimmt.

Wie Sie es von dem Denkmodell der Rollen her kennen, sind es die unangenehmen Gefühle, die uns die Energie rauben und somit unseren inneren Spannungszustand verändern.

Die Entstehung von inneren Programmen

In den vorangegangenen Abschnitten haben Sie sich eingehend mit Ihren Rollen, den dazugehörigen Gedanken und Gefühlen sowie deren Auswirkungen wie den Spannungen auseinandergesetzt. Beim Durchlesen verschiedener Sätze haben Sie vermutlich auch Gefühle verspürt, und der Körper hat darauf entsprechend reagiert. Diese Kopplung von Gedanken, Gefühlen und körperlichen Reaktionen ist untrennbar, ähnlich wie das Softwareprogramm eines Computers. Deshalb bezeichne ich jene Kopplung als »Programm«. Nachdem diese Programme eine gravierende Auswirkung auf uns, unser Leben und natürlich auch die Entstehung von Krankheiten haben, drängt sich die interessante Frage auf: Woher haben wir diese Programme?

Die Grundlagen für die Entstehung werden nach meiner Theorie schon sehr früh gelegt. Es beginnt bereits im Mutterleib. Forschungen haben gezeigt, dass der Embryo schon etwa ab der zwölften Schwangerschaftswoche deutliche Reaktionen zeigen kann. Wird in dem Raum, in dem sich die Schwangere befindet, klassische Entspannungs- oder Meditationsmusik gespielt, so weist das Ungeborene alle körperlichen Anzeichen von Entspannung auf. Es hat einen ruhigen, gleichmäßigen Pulsschlag, einen normalen Blutdruck, und die Zusammensetzung der Körperchemie entspricht der eines relaxten Menschen. Wird jedoch die Musikrichtung gewechselt, läuft etwa Volks-, Rockmusik oder Heavy Metal, erlebt der Embryo seinen ersten Stress. Der Blutdruck steigt, die Pulsfrequenz erhöht sich, und in der Körperchemie ist ein deutlicher Adrenalinanstieg zu verzeichnen.

Zu diesem Zeitpunkt ist an einem Embryo zwar schon alles erkennbar und vorhanden, was ihn zu einem Menschen macht, mit seinen Ohren kann er jedoch noch nicht hören. Trotzdem reagiert er auf die unterschiedlichen Musikstile. Was der Embryo wahrnimmt, sind weniger die einzelnen Töne als die energetische Schwingung, die von ihnen ausgeht.

Genauso kann er die energetische Schwingung der Sprache unterschiedlicher Menschen wahrnehmen. Spürt er die Frequenz einer Stimme, mit der er etwas Angenehmes verbindet, so ist ein entspannter Zustand die Folge. Vernimmt er später jedoch die energetischen Wellen einer Stimme, die ihm nicht so angenehm ist, zeigt sein Körper wieder alle Merkmale von Stress.

Besonders interessant ist, was parallel im Gehirn stattfindet. Das Gehirn des Embryos ist zu diesem Zeitpunkt zwar als Organ vorhanden, die einzelnen Zellen sind ausgebildet, jedoch, vergleichbar dem Ohr, noch nicht gebrauchsfähig und wirklich aktiv. Es fehlen die neuronalen Verknüpfungen. Diese fangen erst an, sich langsam zu bilden. Sie entwickeln sich mit jedem energetischen »Eindruck«, den der Embryo empfängt. So werden sich beim Hören der angenehmen Musik eine Reihe von Gehirnzellen miteinander verbinden, also die erste neuronale Verknüpfung bilden.

Dies können wir uns als festgelegtes Muster vorstellen. An dieses Muster der neuronalen Verknüpfungen sind ab jenem frühen Zeitpunkt alle energetischen Eindrücke gebunden, die zu dieser Art Musik gehören. Dazu zählt auch das Gefühl, das diese Musik auslöst. Später bilden sich noch entsprechende Gedanken dazu, und der Körper wird immer auf dieselbe Art und Weise auf die Musik reagieren. Der gleiche Vorgang findet auch beim Vernehmen der weniger kommoden Töne statt. Hier wird die neuronale Verknüpfung ein Muster bilden, das mit unangenehmen Gefühlen, später vermutlich auch mit negativen Gedanken über diese Musik und nicht mit angenehmen körperlichen Reaktionen verbunden ist.

Ab dem Zeitpunkt, da sich diese Verknüpfungen und Muster bilden, ist der Embryo besonders empfänglich für die energetische Schwingung der Musikrichtung, für die er schon ein Muster gebildet hat. Er wird resonanzfähig, das heißt, er wird immer wieder in Mitschwingung gehen, wenn er diese Musik vernimmt. Forschungen haben gezeigt, dass ein Embryo, wenn er einmal ein bestimmtes Musikstück als angenehm gespeichert hat, besonders stark auf diese Klänge reagiert. Werden ihm mehrere verschiedene Stücke vorgespielt, die sich alle ähnlich sind, so reagiert er auf das eigene, ganz spezielle, für das er bereits eine Verknüpfung gebildet hat, besonders stark. In dem Moment, in dem er die energetische Schwingung seines Lieblingsstücks spürt, ist seine Entspannung besonders tief.

Auf diese Art und Weise entstehen also schon sehr früh die ersten Programme, die Kopplung von Empfindungen und körperlichen Reaktionen. Ab da bilden sich immer dann, wenn ein energetischer Eindruck stark genug ist, neue Verknüpfungen im Gehirn.

Stellen Sie sich nun einmal vor, die Eltern dieses Embryos träumen insgeheim von einem Jungen. Der Vater ist bei der Geburt dabei, und in dem Moment, da der kleine Mensch dem Mutterleib entschlüpft, sieht er, dass es ein Mädchen ist. Die Anspannung seiner Enttäuschung löst er durch den erschreckten Ausruf: »O Gott, nur ein Mädchen!«

Es ist leicht vorstellbar, mit welch heftiger Energie dieser kurze Satz verbunden ist, und genauso nachvollziehbar, dass dies einen heftigen energetischen Eindruck bei dem Kind hinterlassen kann, der zur Bildung einer Verknüpfung und somit eines inneren Programms führt. Irgendwie hat das kleine Mädchen ab dem Zeitpunkt seiner Geburt auf eine subtile Art und Weise das komische Gefühl, dass mit ihm irgendetwas nicht stimmt. Falls damit auch eine körperliche Reaktion verbunden ist, wird diese immer wieder aktiviert und somit auch verstärkt, wenn dieses komische Gefühl wieder auftritt. Gleichzeitig entsteht auch etwas wie ein Gedanke, der zum Beispiel »Mit mir stimmt etwas nicht«, »Ich bin verkehrt«, »Ich müsste anders sein« oder so ähnlich lautet. Dies kann natürlich von einem neugeborenen Baby noch nicht wirklich »gedacht« werden, da ist es noch nur so eine Empfindung. Trotzdem prägt diese das gesamte Leben. Und Jahre später, wenn das Kind dann der Sprache mächtig ist, kann es diese Gedanken vielleicht doch formulieren. Möglicherweise bleiben die Gedanken aber auch unbewusst, und es ist nur ständig das komische Gefühl da, dass mit ihm etwas nicht stimmt.

Programme können in den unterschiedlichsten Lebenssituationen entstehen. Hier nur ein Beispiel: Ein kleines Kind stolpert, schlägt sich die Knie auf, schreit und fängt an zu weinen. Die Mutter sieht sich die Knie an, und nachdem es weder blutet noch die Haut abgeschürft ist, sagt sie zu dem Kind: »Ist doch nicht so schlimm.«
Dies steht im krassen Widerspruch zur Realität des Kindes, denn es hat Schmerzen, sonst würde es nicht schreien. Wenn die Mutter dann sagt: »Heul nicht so rum«, löst das in dem Kind das Gefühl aus, mit seinem Verhalten unerwünscht zu sein. »Du Heulsuse« ist die Zuweisung einer bestimmten Rolle, und oft folgt darüber hinaus die Aufforderung: »Reiß dich zusammen.«
Jetzt muss das Kind in seinem schmerzvollen Zustand auch noch eine bestimmte Leistung bringen. Insgesamt verdichtet sich das bei ihm zu dem »komischen Gefühl«, so, wie es reagiert hat, sei es für die Mutter nicht passend. Dann kann sich ganz leicht der Gedanke festsetzen: »Ich bin nicht in Ordnung.«

Die Wirkung unserer Programme

In unserem Gehirn ist unendlich viel Platz für die Bildung von Programmen, die schon im Mutterleib beginnt und während des gesamten Lebens stattfindet – durch die neuronalen Verknüpfungen, die auf der körperlichen Ebene hinter diesen Programmen stehen. Alle Forscher, die sich mit dem Gehirn und seinen Funktionen beschäftigt haben, treffen eine einheitliche Aussage: Der Mensch nutzt nur einen geringen Bruchteil seiner Möglichkeiten. Die Zahlen über die Auslastungskapazität des menschlichen Gehirns liegen zwischen 5 und 15 Prozent. Das heißt im Umkehrschluss: Trotz unseres komplexen menschlichen Daseins, trotz der großen Menge von Wissen, Zahlen, Daten und Fakten, die wir im Laufe unseres Lebens lernen und vergessen, bleiben 85 bis 95 Prozent unserer Gehirnkapazität ungenutzt. Möglicherweise werden sie aber auch für unsere unbewussten Programme verwendet, und dies ist unserem Verstand und den Gehirnforschern mit ihren bisherigen Messmethoden nur noch nicht zugänglich. Die Bildung einer neuronalen Verknüpfung ist also an die Intensität des energetischen Eindrucks gebunden. Über das damit verbundene Gefühl bleiben wir resonanzfähig.

Zum Prinzip der Resonanz stelle man sich einmal eine junge Frau vor, die in einem Büro in einer Stadt arbeitet. In ihrer Mittagspause geht sie regelmäßig durch die Fußgängerzone, schaut sich die Auslagen in den Geschäften an und kauft sich einen kleinen Imbiss. Jeden Mittag ein ähnlicher Ablauf, der sich kaum unterscheidet. Eines Tages hat sie jedoch einen Termin bei ihrem Frauenarzt, dessen Praxis in der Fußgängerzone liegt. Nach einer gründlichen Untersuchung eröffnet ihr der Arzt, dass sie schwanger ist.

Obwohl sie den Weg von dieser Praxis zurück durch die Fußgängerzone zu ihrem Büro schon oft gegangen ist, wird sich ihre Wahrnehmung völlig verändern. Sie sieht jetzt lauter Frauen mit kleinen Kindern, viele Kinderwagen, das Geschäft mit der Babybekleidung wird ihr auffallen. Ab diesem Zeitpunkt ist sie resonanzfähig zu allem, was mit dem Thema »Schwangerschaft, Geburt und Erziehung« zu tun hat. Ab jetzt werden sich auch die sogenannten Zufälle häufen, die irgendetwas mit diesen Themen zu tun haben. Durch die Mitteilung des Arztes hat sich der psychische Zustand der Frau schlagartig verändert, und sie befindet sich in einer anderen Schwingung. Aufgrund dieser veränderten Schwingung werden ihre Körperzellen eine messbare andere Frequenz haben, die wiederum auch nach außen wirkt. Daher die vermehrte Wahrnehmung all dessen, was zu ihrer inneren Schwingung passt.

Dieses Phänomen der bevorzugten Wahrnehmung kennen natürlich auch Männer. Stellen Sie sich vor, es ist an der Zeit, ein neues Auto zu kaufen. Nach langem Wälzen von Prospekten, Vergleichen technischer Daten, mehrfachen Probefahrten ist es dann so weit – das neue Auto wird bestellt. Was wird der Mann in der Zeit, bis sein Traumwagen geliefert wird, auf den Straßen wohl entdecken? Es wird vermehrt genau sein bestelltes Fahrzeug sein, der gleiche Typ, die gleiche Farbe und vielleicht sogar bis auf die Felgen identisch. Auch hier wirkt das Prinzip der Resonanz. Der Mann ist in Gedanken mit seinem neuen Auto beschäftigt und verändert deshalb die Frequenz seiner Schwingung. Also würde er alles wahrnehmen, was zu der gedanklichen Schwingung passt, die mit seinem neuen Auto zu tun hat.

Sicher kennen Sie das selbst. Sie entdecken beispielsweise ein neues Hobby, und auf einmal, eben per »Zufall«, tritt alles Mögliche in Ihr Leben, was mit diesem Hobby zu tun hat.

Dieses etwa zeitgleiche, kausal aber nicht erklärbare Zusammentreffen von psychischen wie auch physischen Vorgängen nannte der Schweizer Psychologe und Psychiater C. G. Jung »Synchronizität«.

Es ist also die besondere Schwingung des Gefühls, auf das wir reagieren. Das heißt, immer dann, wenn wir mit der ursprünglich gespeicherten Gefühlsqualität in Berührung kommen, wird das gespeicherte Programm wieder mit Energie versorgt und verstärkt.

Für den Fall, dass wir ein Gefühl, welches wir zu einem Programm gespeichert haben, nicht mehr verspüren, somit die neuronale Verknüpfung schwächer wird, kann sie sich sogar ganz auflösen. Diesen Vorgang kennen wir alle aus unserem Leben – es ist der Prozess des Lernens und Vergessens. Wenn sich jemand entschließt, eine Fremdsprache zu lernen, zum Beispiel Italienisch, so wird er sich vielleicht bei der Volkshochschule anmelden. Die ersten Lektionen sind dann schwierig, und man spricht holprig. Im Laufe des Kurses wird das Lesen, Verstehen und Sprechen der italienischen Sprache aber immer leichter werden. In dieser Zeit bilden sich im Gehirn neuronale Verknüpfungen zum Italienischen. Behält der Mensch den Spaß daran, und verbringt er vielleicht seinen Urlaub auf der Apenninenhalbinsel, liest er regelmäßig italienische Gazetten und unterhält er sich mit der Bedienung bei seinem Lieblingsitaliener in der Landessprache, so kann ihm Italienisch irgendwann »in Fleisch und Blut übergehen«. Die neuronalen Verknüpfungen sind dann kräftig und zahlreich vorhanden. Bricht er seine Bemühungen aber nach mehr oder weniger kurzer Zeit ab, so wird er das bis dahin Gelernte schließlich wieder vergessen. Im Lauf der Zeit werden die neuronalen Verknüpfungen weniger stark und lösen sich irgendwann ganz auf. Dieser Prozess kann durchaus Jahre dauern. Falls nach dem Abbruch jedoch irgendwann wieder die Motivation kommt, sich mit Italienisch zu befassen, und er erneut die Schulbank drückt, so wird das Wiedererlernen leichter sein; denn er kann auf die noch vorhandenen Reste der alten Verknüpfungen im Gehirn zurückgreifen.

Programmpaare

Es sind jedoch nicht nur die unangenehmen Gefühle in uns, die uns Lebensenergie rauben, sondern auch ein möglicher Widerspruch oder sogar Kampf unterschiedlicher Wesensanteile, die wir haben. So kostet es zum Beispiel viel Energie, wenn unsere Anteile »Kopf« und »Bauch« gegeneinander arbeiten. Anders ausgedrückt, wenn wir versuchen, mit dem Verstand etwas zu regeln oder zu entscheiden, und unser Gefühl uns etwas anderes sagt. Sie kennen das möglicherweise von Entscheidungen, die Sie getroffen haben, weil die Vernunft für etwas gesprochen hat, Sie bei dieser Entscheidung aber trotzdem ein schlechtes Gefühl beschlich.

Hierzu ein Beispiel: Ein Arbeitsloser, der schon eine Unzahl von Bewerbungen geschrieben hat, die bisher erfolglos waren, erhält endlich einen Termin für ein Vorstellungsgespräch. Danach kommt er freudestrahlend nach Hause und zeigt seiner Frau den Anstellungsvertrag.

»Stell dir vor, ich hab den Job. Schau mal, was ich verdienen werde. Endlich wieder ein regelmäßiges Einkommen. Wir können die Raten wieder zahlen, die Kinder neu einkleiden und vielleicht sogar in Urlaub fahren. Aber ich sag's dir, als mein neuer Chef zur Tür reinkam, hat sich mir gleich der Magen rumgedreht, so ein unsympathischer Mensch ist das. Mir graust schon davor, jeden Tag mit ihm im Büro sitzen zu müssen.«

Dass seine Entscheidung nachvollziehbar und verständlich ist, soll hier nicht angezweifelt werden. Wichtiger sind die Folgen dieser Entscheidung. Es ist sicher nur eine Frage der Zeit, bis sich bei dem Mann infolge des inneren Kampfes, den Verstand und Gefühl austragen müssen, seine Spannung massiv verändert. Die langfristige Folge wird ein Versuch sein, mit diesem Stress umzugehen. Das kann sich in dem Verhalten gegenüber dem Chef zeigen oder wird über ein körperliches Symptom bemerkbar. Und irgendwann kommt es dann wieder zur Kündigung, zu einer Auseinandersetzung oder zu allen körperlichen Erscheinungen, die als Stresssymptom diagnostiziert werden.

Übung

Nehmen Sie ein Blatt Papier sowie einen Stift zur Hand und erstellen Sie eine Liste aller Widersprüche zwischen Ihren Verstandesentscheidungen und -argumenten sowie Ihren Gefühlen zu bestimmten Themen Ihres Lebens.

Ein anderes Konfliktpaar, das auch zu einer Veränderung der inneren Spannung führt, ist eine mögliche Diskrepanz zwischen Wollen und Können. Wenn ein Mensch deutlich mehr möchte, als er aufgrund seiner Kompetenz zu erreichen vermag, wird dies seine Spannung verändern.

Übung

Nehmen Sie ein Blatt Papier sowie einen Stift zur Hand und erstellen Sie eine Liste aller Diskrepanzen zwischen Ihrem Wollen und Ihrem Können.

Eine weitere Ursachenquelle für die Veränderung unserer Spannung liegt in den zwischenmenschlichen Beziehungen. Wenn ich zum Beispiel im Büro deutlich anders handele, denke oder reagiere als die anderen, so wird die Spannung nicht immer zu lösen sein.

Übung

Nehmen Sie ein Blatt Papier sowie einen Stift zur Hand und erstellen Sie eine Liste aller Widersprüche zwischen sich und anderen Personen(gruppen).

Besonders intensiv sind die Spannungsfelder in einer Zweierbeziehung, meist die zwischen Mann und Frau. Können die beiden mit der Tatsache, dass Männer und Frauen nun einmal einfach unterschiedlich sind, nicht angemessen umgehen, so wird es zwangsläufig zu Streitereien zwischen den beiden führen.

Übung

Nehmen Sie ein Blatt Papier sowie einen Stift zur Hand und erstellen Sie eine Liste aller Spannungsthemen zwischen Ihnen und Ihrem Partner beziehungsweise Ihrer Partnerin.

Die nächste Ursache für die Veränderung der inneren Spannung ist die Diskrepanz zwischen dem, was ich denke, und dem, was ich sage. Wenn das, was ich äußere, zu oft oder zu deutlich von dem abweicht, was ich wirklich meine, so wird das meine innere Spannung verändern. Zum einen ist es anstrengend, ich muss mir ja mit großem Aufwand merken, wem ich was erzählt habe, und mir die Argumente auch noch sorgfältig zurechtlegen. Zum anderen würde ich doch »eigentlich« gern etwas ganz anderes mitteilen. Das Zurückhalten dessen ist eine zusätzliche Mühe.

Das dahinterliegende Prinzip ist das von Wahrheit und Lüge. Wie sehr ein Unterschied von Wahrheit und Lüge unsere innere Spannung verändert und somit auch das Verhalten steuert respektive körperliche Symptome verursacht, können wir bei Kindern sehen. Schon der Volksmund sagt: »Kindermund tut Wahrheit kund.« Damit ist gemeint, dass Kinder ihre individuelle Wahrheit aufgrund ihrer kindlichen Wahrnehmung der Welt ohne Zögern aussprechen.

Eine Mutter sitzt zum Beispiel mit ihrem kleinen Kind in einem Café und genießt ihren Cappuccino. Der Kleine löffelt genussvoll seinen Kakao und beobachtet das Geschehen rings um ihn her. Plötzlich sieht er, dass am Tisch gegenüber ein stark übergewichtiger Mann sitzt, der fast zwei Stühle braucht.

Schon trompetet er los: »Mami, guck mal, ist der aber fett«, und dies in einer Lautstärke, dass es das halbe Café mitbekommt.

Die Mutter läuft rot an, ihr Stresspegel steigt schlagartig, und sie ermahnt den Kleinen, leiser zu sein beziehungsweise so etwas nicht zu sagen.

»Aber er *ist* doch fett!«, entgegnet ihr der Junior mit noch größerer Lautstärke.

Wenn Mutters Stresspegel weiter steigt, ist die Wahrscheinlichkeit groß, dass sie durch ein aus Sicht des Jungen eigenartiges Verhalten versuchen wird, die Situation zu lösen. Sie wird hastig zahlen und das Café verlassen, oder der Kleine fängt sich eine Backpfeife ein.

Aus Sicht des Juniors ist dies seltsam, denn er hat ja nur seine Wahrheit ausgesprochen und wird jetzt auch noch bestraft dafür. Dies wiederum verändert seine Spannung. Er wird auf alle Fälle aufmerksam beobachten, wie denn in seinem Umfeld mit der Wahrheit umgegangen wird und welche Folgen es haben kann.

Mal abgesehen davon, dass stark übergewichtige Menschen in der Regel schon genug Probleme haben und man ihnen nicht sagen muss, was sie ohnehin selbst wissen, erlebt er dann, dass die Erwachsenen einen recht lockeren Umgang mit der Wahrheit pflegen. Irgendwann wird er entdecken, dass die Großen eine ganz spezielle Art haben, die Realität zu dehnen und zu verändern – er entdeckt das Lügen. Kindern fällt dabei sehr schnell auf, dass Erwachsene immer dann flunkern, wenn sie mit einer Tatsache oder Wahrheit nicht besser umgehen können oder wenn sie sich einen Vorteil davon erhoffen.

Das wird ein Kind irgendwann einmal selbst ausprobieren. Dieser Versuch wird akribisch vorbereitet. Und irgendwann ist es so weit, das Kind versucht, Vater und Mutter gegeneinander auszuspielen, um sich einen kleinen Vorteil zu verschaffen. Möglicherweise geht es nur um ein Stück Schokolade. Zu Papi wird dann gesagt: »Mami hat's erlaubt«, und zu Mami: »Papi hat's erlaubt.«

Dies sind jedoch die Momente, in denen die Eltern oft treffsicher erkennen und es dem Kind auf den Kopf zusagen: »Jetzt lügst du aber.« Das Kind ist erschrocken und kann sich nicht erklären, woran die Eltern das erkannt haben. Die Folge davon ist, dass der nächste Versuch noch besser vorbereitet wird. Doch auch dann wird es von den Erwachsenen treffsicher dabei erwischt.

Wie kommt das? Das Kind kennt bisher nur die Wahrheit und weiß, dass es jetzt bewusst seine Eltern belügt. Dies verursacht eine immense innere Spannung, und durch sein auffallendes Verhalten – besonders brav, besonders aufgedreht, ungewohnt aufmerksam – oder ein körperliches Symptom wie zum Beispiel die roten Ohren, die blasse Nase oder das Zittern in der Stimme ist es für die Erwachsenen, die das alles ja schon lange hinter sich haben, leicht, zu erkennen, dass sie jetzt angelogen werden.

Übung

Nehmen Sie ein Blatt Papier sowie einen Stift zur Hand und erstellen Sie eine Liste aller Themen und Gelegenheiten, bei denen es zu Differenzen kommt zwischen dem, was Sie denken, und dem, was Sie sagen.

Die nächste Spannungsquelle ist die Differenz zwischen Reden und Handeln. Es gibt viele Menschen, die zu den unterschiedlichsten Themen, am liebsten und am lautesten am Stammtisch, eine regelrechte Besserwisserei betreiben. Richtet man sich dann aber nicht nach den eigenen Maßstäben und handelt nicht ihnen gemäß, bleibt bei einem selbst ein schaler Nachgeschmack zurück. Die Energie ist nicht im Gleichgewicht. Man kann nur dann im Fluss sein, wenn Handeln und Reden im angemessenen Verhältnis zueinander stehen.

Übung

Nehmen Sie ein Blatt Papier sowie einen Stift zur Hand und erstellen Sie eine Liste aller Themen und Gelegenheiten, bei denen es zu Differenzen zwischen Ihrem Reden und Handeln kommt.

Des Weiteren fühlen wir uns nicht wirklich wohl, falls wir den Aspekt unserer Persönlichkeit, die *innere* Freude, von *äußeren* Einflüssen abhängig machen. Besonders stark ist das Unwohlsein, wenn wir versuchen, unsere Ausgeglichenheit, unsere Zufriedenheit, unser Glück allein durch die Befriedigung materieller Bedürfnisse zu erreichen. Zum Glück machen immer mehr Menschen die Erfahrung, dass sie auch mit dem dritten Fernseher noch nicht innerlich befriedigt sind. Selbst der Karibikurlaub, für den womöglich sogar noch ein Kredit aufgenommen wurde, schafft in den meisten Fällen nur kurzfristig Erholung.

Übung

Nehmen Sie ein Blatt Papier sowie einen Stift zur Hand und erstellen Sie eine Liste aller Gefühle und Bedürfnisse, die Sie durch etwas Materielles zu befriedigen versuchen.

Unangenehme Gefühle bereiten wir uns auch dadurch selbst, dass wir in vielen Lebensbereichen eine ideale Vorstellung davon haben, wie wir gern wären, wir uns jedoch damit abfinden müssen, dass wir einfach anders sind. Dieser Unterschied zwischen Wunsch und Wirklichkeit ist ebenfalls einer der Ursachen für einen veränderten inneren Spannungszustand.

Übung

Nehmen Sie ein Blatt Papier sowie einen Stift zur Hand und erstellen Sie eine Liste aller Lebensbereiche beziehungsweise Rollen, in denen Ihr Idealbild von sich selbst und Ihr erlebter Alltag voneinander abweichen.

Leiden und seine Probleme lösen ist ein weiteres Paar der inneren Anteile, die für unangenehme Gefühle sorgen. Ein Ungleichgewicht zwischen diesen beiden muss zwangsläufig einen veränderten energetischen Zustand als Folge haben. Gibt es mehr Lebensbereiche, in denen ich leide, als Bereiche, in denen ich für eine Lösung etwas unternehme, so bleibt ein Übermaß an Leidensthemen zurück.

Übung

Nehmen Sie ein Blatt Papier sowie einen Stift zur Hand und erstellen Sie eine Liste aller Lebensbereiche, in denen Sie leiden. Und markieren Sie die Bereiche, in denen Sie aktiv an einer Lösung des Leidens arbeiten.

Die nächste Paarung innerer Anteile verlangt schon etwas Mut und eine ganz besondere Offenheit, um sich diese anzuschauen. Es geht um die Aspekte von »Täter« und »Opfer« – dies natürlich nicht im kriminalistischen Sinne, sondern hinsichtlich der Führung unseres Lebens. Die meisten Menschen sehen sich in sehr vielen Lebenssituationen als Opfer. Doch wenn diese Situationen genauer analysiert werden, stellt sich heraus, dass derjenige, der sich als Opfer fühlt, in irgendeiner Form auch ein beteiligter Täter sein kann. Manchmal ist es erforderlich, im Leben des Betroffenen eine ganze Spanne weiter zurückzugehen, um den Zeitpunkt zu finden, wann er Täter war und somit die Umstände ermöglicht hat, unter denen er sich heute als Opfer fühlt.

Es mag für manche eine gewagte These sein, wenn ich folgendes Beispiel dafür bringe: Eine Frau leidet seit vielen Jahren unter ihrem tyrannischen Ehemann, ist also ein klassisches Opfer. Der Zeitpunkt ihrer »Tat« könnte jedoch das Jawort auf dem Standesamt oder vor dem Altar gewesen sein. Weitere »Tatzeitpunkte« gibt es seitdem alle 24 Stunden, denn jeden Tag bleibt sie ja bei ihm. Sie hat sicherlich ihre Gründe, warum sie sich nicht von dem Tyrannen trennt. In dem Moment aber, in dem sie so ehrlich wird und zugibt, dass sie aus genau diesen Gründen immer noch bei ihm ist, dürfte sie sich nicht mehr als Opfer fühlen.

Ähnlich kann es bei dem Mann sein, der schon seit Jahren in der gleichen Firma arbeitet und permanent jammert, wie schlimm denn sein Chef ist. Er fühlt sich als Opfer, ist jedoch Täter, denn er bleibt in der Firma. Er hat auch dafür sicherlich eine Menge Gründe, die ihn als Opfer dastehen lassen. Eine ehrliche Einschätzung wäre möglicherweise die, zu sagen: »Ich habe nichts für eine bessere Qualifikation getan und deswegen schlechte Chancen auf dem Arbeitsmarkt. Deshalb bleibe ich in dieser Firma.« Damit wäre sein »Täterdasein« ehrlich beschrieben.

Selbstverständlich kann dieses Prinzip nicht für alle Opfersituationen gelten. Wenn Sie beispielsweise von einem Auto angefahren werden, sind Sie definitiv ein Opfer. Und es wäre

Unsinn, die Tatsache, dass Sie die Straße überquert haben, als Tat zu sehen. Das Gleiche gilt in der Regel für Situationen, in denen man Opfer einer Straftat geworden ist. Also gehen Sie bitte bei der folgenden Übung sehr differenziert vor.

Übung

Nehmen Sie ein Blatt Papier sowie einen Stift zur Hand und erstellen Sie eine Liste aller Lebensbereiche, in denen Sie sich als Opfer fühlen. Jetzt gehen sie in der Zeit so lange zurück, bis Sie die Verhaltensweise, Entscheidung beziehungsweise »Tat« finden, die die Umstände ermöglicht hat, unter denen Sie sich jetzt als Opfer fühlen.

Nun haben Sie schon einige Erfahrung in der Arbeit mit diesen inneren Anteilen. Hier noch ein Aufstellung weiterer gegensätzlicher Anteilspaare, mit denen Sie die Übungen fortsetzen können:

- Beruf/privat,
- was ich will/was ich wirklich tue,
- Vater/Mutter,
- alle gesund/ich krank,
- Tod/sterben,
- wie ich es gern hätte/wie es ist,
- sich anstrengen müssen/aufgeben wollen,
- Gefühle spüren/diese nicht zulassen,
- es schaffen müssen/es nicht können,
- was ich mir über meine Krankheit einrede/was mich mein Körper spüren lässt,
- sein wollen, wie man wirklich ist/die Erwartungen anderer erfüllen müssen,
- das Bild, wie ich gern sein wollte/wie ich nun mal bin.

Neben den Erlebnissen in der Kindheit gibt es noch eine weitere Möglichkeit, wie Programme in uns entstehen können und unbewusst gespeichert werden. Es sind die Ereignisse im Leben, die als »Trauma« bezeichnet werden. Vereinfacht umschrieben, ist ein Trauma ein Erlebnis, das:

- plötzlich und unerwartet eintritt,
- durch nichts mehr abwendbar ist,
- mit intensivsten unangenehmen Gefühlen verbunden ist und
- für jeden Menschen eine Belastung darstellen würde.

Nach dieser Beschreibung kann beispielsweise ein leichter Autounfall mit Blechschaden theoretisch schon eine traumatische Erfahrung sein. Je heftiger das Erlebnis ist, umso wahrscheinlicher wird es, dass es sich um ein Trauma handelt. Auch in solchen Momenten funktioniert der Körper des Menschen, selbst wenn es ihm nicht wirklich bewusst ist. Vielleicht kennen Sie Beschreibungen von Leuten, die einen Autounfall erlebt haben, und aus Erzählungen anderer Beteiligter wissen, dass sie selbst noch die Polizei und den Notarzt gerufen haben, sich selbst jedoch nicht mehr daran erinnern können. In der Fachsprache wird dies als »posttraumatische Amnesie« beschrieben. Doch auch bei solchen Erlebnissen entstehen unbewusste Programme, die ab diesem Moment aktiv werden.

Die Intensitätsskala traumatischer Erlebnisse ist nach oben offen, und sie reicht vom leichten über den schweren Verkehrsunfall bis hin zum Nahtoderlebnis. Der Verlust des Arbeitsplatzes, eine Krankheitsdiagnose, die Nachricht vom Unfall oder Tod eines Angehörigen können dazugehören. Noch traumatischer sind Erlebnisse von Misshandlung, Überfall, Vergewaltigung, Entführung und Geiselhaft. Traumatisierend kann es jedoch auch sein, helfen zu müssen. Die Erlebnisse, die beispielsweise Notärzte, Krankenschwestern, Rettungssanitäter, Feuerwehrleute und so weiter mitmachen müssen, können selbstverständlich ebenfalls die Merkmale eines Traumas erfüllen.

Wenn Sie jetzt überlegen, ob so etwas bei Ihnen zutreffen könnte, so sind noch die zwei Traumaarten zu unterscheiden: Es gibt ein bewusstes Trauma, wenn sich beispielsweise jemand an ein schlimmes Erlebnis erinnert, auch darüber erzählen kann, jedoch keine Gefühle damit verbindet. Ein unbewusstes Trauma wird erst im Laufe eines therapeutischen Prozesses in kleinen Schritten ins Bewusstsein kommen. Deshalb kann niemand ausschließen, dass er ein traumatisches Ereignis erlebt hat.

Mit Hilfe der nachfolgenden Übung können Sie Hinweise darauf bekommen, woher die Programme rühren, die Ihre Spannung verändern.

Übung

Nehmen Sie für diese Übung ein Blatt Papier und unterteilen Sie es mit dem Stift in drei Spalten A, B und C.

In jeder Spalte schreiben Sie untereinander die Ziffern 1 bis 15, also:

A	B	C
1	1	1
2	2	2
...	...	...
15	15	15

Bitten Sie jemanden, Ihnen bei der Übung zu helfen, und lassen Sie sich die folgenden Sätze langsam und laut vorlesen. Während Sie zuhören, beobachten Sie sich selbst und nehmen wahr, wie stark Sie in Resonanz zu dem jeweiligen Satz gehen. Resonanz kann Zustimmung oder Ablehnung sein. Für diese Resonanz gibt es eine Skala von 0 bis 10, wobei 0 keine und

10 starke Resonanz bedeutet. Tragen Sie den Wert Ihrer Resonanzfähigkeit auf Ihrem Blatt ein. Wenn Sie also der Satz von A 1 stark berührt, so steht auf Ihrem Blatt vielleicht hinter A 1 die Ziffer 8; wenn Sie der Satz B 11 nicht berührt, so steht hinter B 11 die Ziffer 0.

A 1: *Das mache ich schon noch.*
A 2: *Ich muss viel leisten.*
A 3: *Ordnung ist das halbe Leben.*
A 4: *Wenn Erwachsene reden, haben Kinder still zu sein.*
A 5: *Davon verstehst du nichts.*
A 6: *Wer Leistung bringt, wird auch beachtet.*
A 7: *Manchmal muss man auch über seine Grenzen gehen.*
A 8: *Mit Ehrlichkeit kommt man am weitesten.*
A 9: *Man muss sich anpassen, um durchzukommen.*
A 10: *Man muss etwas für die Gemeinschaft tun.*
A 11: *Es gibt auch heute noch unheilbare Krankheiten.*
A 12: *Ich fühle mich oft eingeengt.*
A 13: *Ich will das nicht.*
A 14: *Alles hat seine Zeit.*
A 15: *Ich schaffe es nicht.*

Jetzt decken Sie Ihre Bewertungen ab und lassen die nächsten Sätze auf sich wirken. Tragen Sie Ihre Resonanzzahl wieder entsprechend ein.

B 1: *Wichtiges sollte gleich erledigt werden.*
B 2: *Ich brauche meine Ruhe.*
B 3: *Ein Genie beherrscht das Chaos.*
B 4: *Ich fühle mich zu wenig beachtet.*
B 5: *Ich weiß genug.*
B 6: *Ich war nie gut genug.*
B 7: *Mir ist alles zu viel.*
B 8: *Es gibt Dinge, die ich einfach nicht anspreche.*

B 9: *Ich lebe zu wenig mein eigenes Leben.*

B 10: *Nur Egoisten kommen weiter.*

B 11: *Heutzutage ist jede Krankheit heilbar.*

B 12: *Ich will hier raus.*

B 13: *Ich muss es aushalten.*

B 14: *Es sollte schneller gehen.*

B 15: *Ich muss es schaffen.*

Decken Sie Ihre Antworten wieder ab und tragen Sie die Ziffern Ihrer Resonanzfähigkeit jetzt bei den Sätzen in der Spalte C ein.

C 1: *Ich komme immer zu kurz.*

C 2: *Ich bin so nicht richtig.*

C 3: *Ich bin nicht liebenswert.*

C 4: *Ich will eigentlich etwas anderes.*

C 5: *Das überleb ich nicht.*

C 6: *Ich will weg.*

C 7: *Ich will das nicht.*

C 8: *Meine Gefühle sind nicht wichtig.*

C 9: *Ich werde immer enttäuscht.*

C 10: *Ich bin nicht erwünscht.*

C 11: *Du machst aber auch alles falsch.*

C 12: *Es ist nicht genug.*

C 13: *Ich gebe auf.*

C 14: *Ich bin immer allein.*

C 15: *Manchmal stehe ich richtig neben mir.*

Jetzt sollten Sie auf Ihrem Blatt in den Spalten A, B und C jeweils 15 Zahlen stehen haben, die Ihre Resonanzfähigkeit zu den einzelnen Sätzen bewertet. Markieren Sie nun alle Zahlen, die einen Wert von 5 oder mehr haben, also egal, in welcher Spalte und bei welcher Antwort, jede 5, 6, 7, 8, 9 und 10 wird markiert. Wenn Sie in der Spalte A und B bei einer gleichen

Satznummer einen Wert von 5 oder mehr haben, so kennzeichnen Sie diese Sätze. Beispiel: bei A 3 und B 3 jeweils einen Wert von 7, bei A 8 einen Wert von 6 und bei B 8 einen Wert von 9.

Lesen Sie sich jetzt aus der obigen Aufstellung die Sätze durch, bei denen Sie einen Wert von 5 oder mehr in Ihrer Resonanzfähigkeit erreicht haben. Liegen diese in der Spalte A und B bei der gleichen Satznummer, so deutet dies darauf hin, dass es sich um ein Programmpaar handelt, das im Widerspruch zueinander steht.

Ein Beispiel: Wenn der Satz »A 8: Mit Ehrlichkeit kommt man am weitesten« bei Ihnen eine hohe Resonanz erzeugt, weil Sie dem zustimmen, gleichzeitig bei »B 8: Es gibt Dinge, die ich einfach nicht anspreche« ebenfalls eine hohe Resonanzfähigkeit haben, so stehen sich diese beiden Aussagen gegenüber, denn beides gleichzeitig sollte nicht sein. Wenn Sie zu Sätzen aus der Spalte C besonders resonanzfähig sind, so kann dies auf ein unbewusstes traumatisches Ereignis als Ursache hindeuten.

Was Körper, Geist und Seele verbindet

In den bisherigen Kapiteln haben wir uns mit den einzelnen Bereichen von Körper, Geist und Seele beschäftigt. Jetzt wird es einmal mehr darum gehen, was diese Bereiche in uns verbindet.

Diesen Teil möchte ich als »Körperbewusstsein« bezeichnen,

das heißt, es gibt irgendetwas in uns, das eine eigene Intelligenz hat. Auch dieses Körperbewusstsein besteht nach meiner Theorie aus mehreren einzelnen Bereichen.

Das vegetative Nervensystem und der Erinnerungsspeicher

Der erste ist das, was wir unter dem Begriff »vegetatives Nervensystem« kennen, also dieser »Mechanismus«, der auf wundersame Weise alle körperlichen Funktionen vollautomatisch regelt, um uns am Leben zu erhalten. Dazu gehören die Steuerung von Pulsschlag und Blutdruck, die Regulation des Immunsystems, die Verdauung, die Zellerneuerung und so weiter. Diese Anforderungen sind so komplex, dass wir uns schon keine Vorstellung mehr davon machen können.

Der zweite Teilbereich des Körperbewusstseins ist ein Erinnerungsspeicher. Auf eine Art und Weise, die wir bis heute wissenschaftlich noch nicht genau erklären können, ist der Körper, also jede einzelne Zelle, in der Lage, trotz ständiger Zellerneuerung bestimmte Erlebnisinhalte ein Leben lang zu speichern. Sie können dies anhand einer Übung feststellen.

Übung

Stellen Sie sich aufrecht in einer normalen, angenehmen Position hin, den Kopf in normaler Haltung. Jetzt gehen Sie gedanklich in eine sehr angenehme Situation aus der jüngsten Vergangenheit. Versuchen Sie, diese Situation noch einmal mit allen Sinnen wahrzunehmen, also erinnern Sie sich daran, was Sie in dem Moment alles gesehen haben. Möglicherweise

181

gab es einen Geruch, der vielleicht einen Geschmack ausgelöst hat. Achten Sie auf alle Geräusche, die Sie in dieser schönen Situation vernahmen, spüren Sie noch einmal, wie sich alles angefühlt hat – je nachdem, wie und wo Sie waren.

Wenn Sie in Gedanken richtig in dieser Situation drin sind, beobachten sie einmal, welches Gefühl das in Ihnen auslöst. Vielleicht können Sie dieses Gefühl auch an einer bestimmten Körperstelle lokalisieren.

Jetzt bleiben Sie in Gedanken bei dieser schönen Situation und senken den Kopf, bis das Kinn auf der Brust liegt. Lassen Sie den Kopf ein paar Minuten unten und beobachten Sie sich. Verändert sich durch die andere Kopfhaltung jetzt etwas an Ihren Gedanken oder an dem Gefühl? Wenn ja, merken Sie sich einfach, welche Veränderungen eingetreten sind.

Jetzt heben Sie den Kopf wieder an, über die normale Haltung hinaus, so dass die Nasenspitze leicht in Richtung Decke geht, aber so, dass es noch angenehm ist. Beobachten Sie die Auswirkungen dieser Kopfhaltung wieder auf Ihre Gedanken oder Gefühle.

Haben die veränderten Körperhaltungen, also Kopf hoch oder Kopf nach unten geneigt, etwas verändert – und wenn ja, was?

Bei den meisten Menschen ist es so, dass mit dem Absinken des Kopfes das Gefühl schwächer wird oder verschwindet, die Bilder werden trüber, dunkler, oder sie sind ganz weg, und insgesamt ist die Erinnerung nicht mehr so schön. Umgekehrt hat der erhobene Kopf zur Folge, dass es für viele Menschen angenehmer, freier, luftiger, schöner ist. Und alle Veränderungen haben stattgefunden, obwohl sie doch in jeder Kopfhaltung mit dem Verstand und in Gedanken bei dem schönen Erlebnis waren.

Diese Veränderungen werden von dem sogenannten Erinnerungsspeicher des Körpers vorgenommen. In dem Moment, da wir eine bestimmte Körperhaltung einnehmen, werden alle damit gespeicherten Gefühle abgerufen und ausgelöst. Mit der Körperhaltung »aufrecht stehend, aber Kopf nach unten geneigt« haben wir, seit wir uns zurückerinnern können, Gefühle verbunden wie zum Beispiel: Demut, sich kleinmachen, nicht auffallen, Angst vor Strafe, Trauer und Ähnliches. Also alle möglichen Gefühle, jedoch kein angenehmes. Umgekehrt ist es mit der Körperhaltung »Kopf hoch«. Ein leicht erhobener Kopf ist mit Gefühlen verbunden wie Neugier, Entdeckerlust, Freiheit, freudige Erwartung und Ähnlichem.

Da wir solche Zusammenhänge bereits zu einem Zeitpunkt in der frühesten Kindheit wahrgenommen haben, ist dies in dem Erinnerungsspeicher des Körpers abgelegt. Der Verstand entsteht ja erst sehr viel später. Dies ist der Grund, warum wir trotz intensiven Denkens an eine schöne Situation unangenehme Gefühle verspüren, wenn wir den Kopf absenken. Denn was der Körper gelernt hat, ist schon sehr viel früher und, weil es mit Gefühlen verbunden war, auch intensiver gespeichert worden. Egal, was der Verstand sagt, der geneigte Kopf ist alles Mögliche, nur nichts Angenehmes.

Es gibt allerdings Ausnahmen. Eine gesenkte Kopfhaltung kann auch als besonders konzentriert, in sich gekehrt, angenehm still und Ähnliches empfunden werden. Menschen, die so empfinden, haben durch intensives und manchmal jahrelanges Training ihren Erinnerungsspeicher verändert. Das kann zum Beispiel durch Yoga, Meditation und Entspannungsübungen geschehen. Dann lernt der Körper im Laufe der Zeit, dass die Haltung etwas Angenehmes sein kann.

Es kann davon ausgegangen werden, dass dieser Erinnerungsspeicher in jeder einzelnen Zelle sitzt und sein Inhalt bei jeder Zellerneuerung auf eine Art und Weise, die wir bis heute noch nicht erklären können, weitergegeben wird. Selbst markante

Charaktereigenschaften sind dort gespeichert. Den Beweis dafür finden wir in Berichten über die Folgen von Organtransplantationen. In Langzeitstudien wurden die Wesensveränderungen von Menschen beobachtet, denen ein fremdes Organ eingepflanzt wurde. Erstaunlicherweise stellte sich heraus, dass in einigen Fällen eine Veränderung von Verhaltensweisen und Charakterzügen auftrat. So kam es bei einem regelmäßigen Raucher nach einer Organtransplantation dazu, dass ihm seine geliebten Zigaretten nicht mehr schmeckten. In einem anderen Fall wurde aus einem überzeugten Vegetarier jemand, der plötzlich Appetit auf Fleisch bekam. Den Wissenschaftlern, die diese Fälle untersuchten, waren die markantesten Eigenschaften der Organspender bekannt, so dass der Schluss nahelag, mit der Verpflanzung des Organs seien auch diese Eigenschaften mitübertragen worden. Es mag sein, dass das manch einem jetzt zu weit hergeholt ist, durch eine entsprechende Internetrecherche ist jedoch an diese Informationen zu kommen.

Die Zellintelligenz

Den dritten Teil des Körperbewusstseins bezeichne ich als »Zellintelligenz«. Jede einzelne Zelle in unserem Körper kommuniziert ständig mit allen anderen und weiß ganz genau, welche Funktion sie als einzelne Zelle im gesamten Verbund des Körpers zu erfüllen hat. Diese Information wird auch bei der Zellerneuerung, die tagtäglich in gigantischem Ausmaß stattfindet, weitergegeben. Welche enorme Intelligenz da am Werk ist, können wir ja zum Beispiel bei einer kleinen Verletzung beobachten, die schnell heilt. Im Laufe dieses Prozesses sind an der betroffenen Stelle unzählige Zellen ausgetauscht und erneuert worden. Das Faszinierende daran ist, dass jede einzelne Zelle ganz genau weiß, was sie zu tun hat, damit der Finger wieder so aussieht wie vorher. Und dies funktioniert nicht nur bei der Heilung von Verletzungen, sondern auch bei der normalen Zellerneuerung.

Diese Zellintelligenz besteht auch aus einem unendlich großen Programm an Schutzmaßnahmen. Damit ist gemeint, dass unser Körper, und hier wiederum jede einzelne Zelle, ganz genau weiß und spürt, wann wir mit unserem energetischen Zustand im Gleichgewicht, im »grünen Bereich« sind. In dem Moment, da wir aus der Balance geraten, erhalten wir mehr oder weniger deutliche Hinweise darauf, dass wir auf unseren energetischen Zustand achten sollten. Auch das kennen wir aus dem Alltag. Wenn zum Beispiel die erste Frühlingssonne kommt, gehen wir gern nach draußen und genießen den Aufenthalt im Freien. Wir verbinden es damit, dass wir Energie tanken. Die Strahlung der Sonne ist eine Form von Energie und verändert auch unseren eigenen energetischen Zustand, unsere Spannung. Nachdem wir genug Energie getankt haben, fühlen wir uns deutlich wohler als vorher. In dem Moment, in dem wir jedoch länger in der Sonne bleiben, als gut ist, reagieren die Zellen mit den ersten körperlichen Schutzmaßnahmen. Es ist das, was wir als Rötung kennen. Daraus entsteht dann der Sonnenbrand. Wenn wir dieses Signal der Zellen als Schutzmaßnahme und als Hinweis erkennen und entsprechend darauf reagieren, das heißt entweder aus der Sonne gehen, uns mit entsprechender Creme versorgen oder die betroffenen Hautpartien abdecken, so wird die Rötung wieder zurückgehen. Bleiben wir doch trotz dieses ersten Hinweises weiter in der Sonne, so wird aus dem Sonnenbrand eine ernsthafte Verbrennung, es wird eine Brandblase entstehen.

All diese körperlichen Reaktionen sind abgestufte Hinweise des Körpers darauf, dass mit dem Spannungszustand etwas nicht stimmt. In dem Moment, da wir diese Hinweise beachten und entsprechend darauf reagieren, hat der Körper die Chance, sich wieder zu regenerieren, und falls das Stadium noch nicht zu weit fortgeschritten war, oftmals sogar wieder bis zur vollständigen Heilung.

Die Ordnung der Gefühle

Von Gefühlen, Emotionen und Affekten

Wenn Sie die Überschrift dieses Abschnitts gelesen haben, werden Sie möglicherweise gedacht haben: »Ja, habe ich auch alles.« Doch was unterscheidet das eine vom andern? Bevor wir uns den Details widmen, wieder eine kleine Übung:

Übung

Nehmen Sie Papier und einen Stift und erstellen Sie eine Liste aller besonderen Gefühle, Emotionen und Leidenschaften, die Sie an sich kennen. Denken Sie dabei an verschiedene Bereiche Ihres Lebens, Personen in Ihrem Umfeld, Situationen, die speziell mit Ihrer Krankheit zu tun haben, und dergleichen.

Schauen Sie sich jetzt einmal Ihre Liste genau an. Haben Sie viele unterschiedliche Gefühle aufgeschrieben, oder sind es wenige, die immer wieder vorkommen? Zur weiteren Bearbeitung hier die Begriffserklärungen:

- Gefühl: Das Gefühl ist eine individuelle Empfindung eines subjektiven Erlebnisses und hat oft die Veränderung von Gedanken, körperlichen Reaktionen und Handlungen zur Folge. Ein Gefühl kann genauso eine praktische Wahrnehmung sein wie zum Beispiel: Es fühlt sich kalt, rauh, weich, angenehm und so weiter an. Dem Gefühl sehr ähnlich ist eine Intuition, wobei die Intuition mehr eine unbestimmte, vage Ahnung oder sogar Vorahnung von etwas ist. »Ein Gefühl haben« beschreibt die Fähigkeit, grundsätzlich etwas empfinden zu können, und ist somit eher eine Kompetenz.

- Emotion: Der begriffliche Unterschied zwischen Gefühlen und Emotionen ergibt sich aus dem Ursprung des Wortes »Emotion«. Es hat sich aus dem lateinischen *emovere* entwickelt, was so viel bedeutet wie »*heraus*bewegen, emporwühlen, erschüttern«. Und eine Emotion ist im Kontext dieses Buches ein gezeigtes, ein geäußertes Gefühl. Wenn jemand seine Regungen unterdrückt, so hat er natürlich dennoch welche, sie werden nur nach außen nicht gezeigt und sind für andere nicht wahrnehmbar. Ein Mensch, der seinen Gefühlen freien Lauf lässt, wird als »sehr emotional« bezeichnet. Besonders gute Schauspieler zeichnen sich dadurch aus, dass sie ein sehr großes Repertoire an Emotionen verkörpern können.

- Affekt: Das lateinische Wort *affectus* bedeutet »Gemütsstimmung, Empfindung, Leidenschaft«. Unter einem Affekt versteht man heutzutage eine heftige Erregung und den Zustand einer seelischen Angespanntheit, nur im Plural auch Leidenschaften. Das Wort begegnet uns oft im Zusammenhang mit kriminellen Handlungen: »Die Tat geschah im Affekt« – die Erregung war so stark, dass sie den Verstand ausschaltete.

Übung

Überarbeiten Sie jetzt noch einmal die Liste Ihrer Gefühle und versuchen Sie einfach mal, Gefühle im Sinne der hier genannten Definitionen aufzuschreiben.

Man sollte jetzt noch differenzieren, was Gefühle und was Zustände sind. Manche Menschen beschreiben ihre Gefühle nämlich als einen bestimmten Zustand, zum Beispiel: wie eingesperrt, kleingemacht, an die Wand gedrängt, festgenagelt und Ähnliches. Die Frage, die sich hier auftut, ist doch, welches Gefühl wirklich da ist in dem Moment, in dem sich jemand fühlt, als würde er an die Wand gedrängt.

Übung

Streichen Sie alle Zustandsbeschreibungen aus Ihrer Liste und versuchen Sie, das Gefühl zu finden, das in diesem Zustand vorherrscht.

Angst

Die Gefühlswelt des Menschen scheint auf den ersten Blick äußerst verwirrend und komplex zu sein. Wir haben eine große Palette angenehmer und unangenehmer Gefühle. Da die angenehmen wie Liebe, Freude, Hoffnung, Zuversicht selten krank machen, befassen wir uns im Folgenden mit den eher unwillkommenen Gefühlen. Auch hier steht uns eine ganze Reihe zur Verfügung: Angst, Ärger, Zorn, Ohnmacht, Wut, Verzweiflung, Hilflosigkeit und so weiter.

So unübersichtlich, wie unsere Gefühlswelt zunächst erscheinen mag, ist sie jedoch nach einer ganz bestimmten Ordnung strukturiert. Alle Gefühle hängen auf eine bestimmte Art und Weise zusammen und lassen sich somit nach Reihenfolge oder Priorität sortieren. Fangen wir einmal mit dem Gefühl der Angst an.

Übung

Nehmen Sie Papier und Stift zur Hand und schreiben Sie alles auf, wovor Sie Angst haben.

Die Liste wird äußerst vielfältig sein und kann Ängste vor ganz konkreten Objekten wie zum Beispiel Mäusen, Spinnen, Abgründen, Spritzen und Ähnlichem enthalten. Genauso können auch Ängste vor bestimmten Situationen entstehen, beispielsweise die nächste Operation, die Befunderöffnung der letzten Untersuchung, dem nächsten Krankenhausaufenthalt und so weiter.

Eine der größten Ängste vieler Krebspatienten ist die vor dem Tod und vor dem Sterben. Deshalb werden wir uns diese Angst genauer anschauen.

Übung

Nehmen Sie Papier und Stift zur Hand und schreiben Sie auf, was Ihnen an dem Thema »Tod und Sterben« Angst macht.

Jetzt schauen Sie sich einmal Ihre Liste an und überlegen Sie, ob es tatsächlich der Tod ist – also der Moment, in dem Ihr Leben dann tatsächlich zu Ende ist –, was Ihnen Angst macht, oder ob die große Angst eher den Prozess und Verlauf des

Sterbens betrifft. Was wäre, wenn Ihr Tod schnell und fast schmerzlos durch einen Gehirnschlag oder einen Herzinfarkt einträte? Hätten Sie davor Angst? Oder löst die Vorstellung, zu spüren und mitzuerleben, wie die Kräfte schwinden, die Schmerzen mehr werden und Sie in Hilflosigkeit und Abhängigkeit dahinsiechen, die größere Angst aus? Bisher haben alle Krebspatienten bestätigt, dass ihnen der Prozess des Sterbens die größte Angst macht.

Übung

Nehmen Sie Papier und Stift zur Hand und beschreiben Sie, was an dem Vorgang des Sterbens Ihnen Angst macht.

Die Liste wird natürlich individuell und vielfältig sein. Was jedoch auf allen Listen vorkommen dürfte, ist die Angst davor, Schmerzen empfinden zu müssen, von anderen abhängig zu sein, bewusst den eigenen Verfall mitzuerleben und nicht mehr aktiv handeln zu können. Um auf den wahren Hintergrund der Angst zu kommen, könnte hier entgegengehalten werden: Gegen Schmerzen gibt es Schmerzmittel, das Pflegepersonal und die Krankenschwestern werden dafür bezahlt, für mich da zu sein; und nicht aktiv sein zu müssen könnte sogar erholsam sein. Es ist völlig klar, dass diese Standpunkte für einen betroffenen Krebspatienten kaum einzunehmen sind, doch sie sollen dazu anregen, sich die Lage einmal vorzustellen und zu überlegen beziehungsweise zu spüren, was an diesen Situationen denn wirklich Angst macht.

Übung

Überlegen Sie, welche der Dinge, die Sie in der letzten Liste genannt haben, Ihnen denn *wirklich* Angst machen? (Achten Sie dabei besonders auf Ihre Gefühle.)

Allen Beschreibungen dieser Situation ist gemeinsam, dass mit jenen Lebensumständen ganz bestimmte unangenehme Gefühle verbunden sind: hilflos, ohnmächtig und ausgeliefert. Auf diese drei Gefühle reduzieren sich in der Regel alle Ängste.

Übung

Bearbeiten Sie Ihre erste Liste mit den Gegebenheiten, vor denen Sie Angst haben, und überprüfen Sie bei den einzelnen Punkten, ob das, was Ihnen wirklich Angst macht, im Grunde die Angst ist, sich hilflos, ohnmächtig oder ausgeliefert zu fühlen.

Wut

Ein weiteres sehr intensives Gefühl ist die Wut. Auch im Laufe einer Krebserkrankung taucht sie immer wieder auf. Da ist Wut auf die Krankheit an sich, auf den behandelnden Arzt, auf den Partner, auf sich selbst, auf den Krebs bis hin zur Wut auf Gott.

Übung

Worauf sind Sie wütend? Erstellen Sie eine Liste.

Eine weitverbreitete Wut bei Krebspatienten ist die auf wenig einfühlsame Ärzte und ruppiges Personal im Krankenhaus. Um die wirklichen Hintergründe jeder Art von Wut zu erarbeiten, nehmen wir als Beispiel einmal die Wut auf einen Arzt. Das betrifft in der Regel nicht dessen gesamte Person, denn er kann ja durchaus auch ein liebevoller Familienvater oder ein motivierender Chef sein. Der Zorn richtet sich auf einen Teilaspekt des Menschen, zum Beispiel die Tatsache, dass er sich zu wenig Zeit nimmt und auch nicht wirklich zuhört. Wütend sind wir dann auch nicht deswegen, weil er so ist, sondern wir sind wütend auf ihn, weil er damit ein bestimmtes Gefühl bei uns auslöst. Also muss es einen anderen Auslöser für die Wut geben, und dies ist das Gefühl.

Übung

Erinnern Sie sich noch einmal an Situationen, in denen Sie wütend waren. Schreiben Sie auf, worauf Sie wütend waren und welches Gefühl die Wut bei Ihnen ausgelöst hat.

Wenn der Auslöser der Wut war, dass der Arzt zum Beispiel wenig Zeit hat und nicht zuhört, wird dies dann beschrieben als das Gefühl, nicht wahrgenommen zu werden, nicht wichtig zu sein, übergangen zu werden und Ähnliches.
Auch hier lässt sich noch eine Anschlussfrage stellen: Was daran macht uns wirklich wütend? Denn übergangen zu werden ist wieder eher ein Zustand als ein Gefühl. Ist es schon äußerst unangenehm, nicht wahrgenommen zu werden, so ist

das wirklich Schlimme für viele Menschen daran, dass sie es in diesem Moment nicht ändern können. Und dies ist weder ein Gefühl der Ohnmacht, der Hilfsosigkeit und des Ausgeliefertseins. Genau wie bei der Angst sind das auch bei der Wut die wahren Hintergründe. Da das Ausgeliefertsein wiederum eher ein Zustand ist, der mit dem Empfinden der Ohnmacht und der Hilflosigkeit verbunden ist, bleiben diese beiden Gefühle übrig.

Wut entsteht immer dann, wenn wir eine Situation erleben müssen, in der wir unsere Hilflosigkeit und Ohnmacht spüren. Das ist es, was uns wirklich wütend macht.

Übung

Überprüfen Sie Ihre Liste dahingehend, ob hinter allem, worauf Sie wütend sind, das Gefühl der Ohnmacht und Hilflosigkeit steckt.

Wir sind, um beim Beispiel des Arztes zu bleiben, der zu wenig Zeit hat und nicht zuhört, nicht wütend, weil er das tut, sondern weil wir es nicht ändern können, wir uns durch sein Verhalten hilflos und ohnmächtig fühlen.

Jede Situation, in der Wut auftritt, lässt sich auf das Gefühl der Ohnmacht und Hilflosigkeit als möglichen Auslöser reduzieren. Auch die häufig verbreitete Wut auf sich selbst hat hier ihren Ursprung. Meist richtet sie sich gegen die eigene Person, wenn sich jemand etwas fest vorgenommen hat und erreichen will, das aber nicht schafft. Dies wird dann als Versagen empfunden. Versagen ist nichts anderes, als etwas erreichen zu müssen oder zu wollen, es dann aber nicht hinzukriegen. Und das wiederum ist das Gefühl, ohnmächtig und hilflos zu sein. Die Wut auf sich selbst wird dann auch noch dadurch verstärkt, dass wir uns selbst Vorhaltungen machen wie »Streng dich mehr an«, »Reiß dich zusammen«, »Du weißt es doch genau, also pass auf« und Ähnliches mehr. Ganz gleich, was der Verstand dazu sagt, in dem Moment, da die Situation eintritt, in der wir besonders aufpassen wollten, wir uns dann aber wieder hilflos und ohnmächtig fühlen, wird das alte Muster ablaufen, und die besten Vorsätze und Absichten sind dahin.

Die Ordnung der Gefühle – Grundstruktur

In den bisherigen Kapiteln über die Gefühle haben Sie bei der Bearbeitung Ihrer Listen bereits Sortierungen vorgenommen. Sie haben Zustände von Gefühlen getrennt und festgestellt, dass Angst und Wut in den Empfindungen der Ohnmacht und Hilflosigkeit wurzeln. Da Ohnmacht und Hilflosigkeit ganz tief in der Gefühlsstruktur des Menschen verwurzelt sind, bezeichne ich sie als »Primärgefühle«.

Wenn Sie Ihre Listen anschauen und die Gefühle zu den Zuständen notiert haben, die Hintergründe von Angst und Wut jetzt kennen, welche Gefühle bleiben dann noch übrig? Hier ein paar Anregungen: Traurigkeit, Abscheu, Minderwertigkeit, Leere, Hoffnungslosigkeit, Wertlosigkeit und Ähnliches könnten jetzt noch auf Ihrem Blatt stehen. Auch diese Gefühle lassen sich weiter bearbeiten und in eine Struktur und Ordnung bringen.

In den folgenden Beispielen finden Sie die Antworten von Patienten bei der Erarbeitung der Struktur von einem Ausgangsgefühl zum Primärgefühl:

Ausgangsgefühl: minderwertig.
- »Ich fühle mich so klein.«
- »Ich würde mich am liebsten verkriechen.«
- »Es ist so, als wäre ich ganz aufgelöst.«
- »Es fühlt sich an, als wäre ich überhaupt nicht da.«
- »Es ist so schlimm, ich kann's aber nicht ändern.«
- »Ich bin dann so hilflos.«
- Primärgefühl: hilflos.

Ausgangsgefühl: Angst vorm Sterben.
- »Ich will meine Kinder nicht allein lassen.«
- »Meine Kinder sind allein nicht lebenstüchtig.«
- »Ich werde meiner Aufgabe als Mutter nicht gerecht.«
- »Ich verliere mein Gesicht.«
- »Ich habe versagt.«
- »Ich bin dann so schwach.«
- »Wenn ich versage, enttäusche ich andere.«
- »Zum Schluss bin ich ganz allein.«
- Primärgefühl: allein.

Ausgangsgefühl: minderwertig.
- »Ich war früher klein und dick.«
- »Ich bin damit aufgezogen worden.«
- »Alle haben mich ausgelacht.«
- »Ich kam mir so ausgeschlossen vor.«
- »Ich konnte machen, was ich wollte, es hat nichts geholfen.«
- »Ich war unfähig, es zu ändern.«
- »Ich war machtlos.«
- Primärgefühl: ohnmächtig.

Ausgangsgefühl: leer.
- »Egal, was ich mache, es füllt mich nicht aus.«
- »Meine Hobbys sind Ersatzbefriedigung.«

- »Ich habe kein wirkliches menschliches Gegenüber.«
- »Ich schäme mich, Gefühle zu zeigen.«
- »Ich habe Angst vor den Reaktionen der anderen.«
- »Ich fühle mich nicht angenommen.«
- »Immer werde ich ausgestoßen.«
- »Nichts erfüllt mich.«
- Primärgefühl: einsam.

Ausgangsgefühl: überfordert.
- »Ich schaffe zur Zeit nichts.«
- »Ich bin nicht im Gleichgewicht.«
- »Ich bin nicht genug wert.«
- »Allein kann ich nicht bestehen.«
- »Ich bin minderwertig.«
- »Ich fühle mich mutterseelenallein.«
- Primärgefühl: allein.

Wie Sie an diesen Beispielen erkennen können, lassen sich alle Gefühle hinterfragen und reduzieren auf die vier Primärgefühle: einsam, allein, hilflos und ohnmächtig. Jetzt scheinen zum Beispiel die Begriffe »hilflos« und »ohnmächtig« sehr ähnlich zu sein; in der individuellen Empfindung dieser Gefühle gibt es jedoch qualitative Unterschiede. So wird sich jemand als hilflos empfinden, wenn er etwas tun oder erreichen will, was er nicht kann; und ohnmächtig fühlt sich jemand, wenn er etwas tun soll, aber nicht kann oder will. Eine andere Unterscheidung dieser beiden Primärgefühle lässt sich vielleicht wieder an einem Beispiel verdeutlichen. Die eine Person fährt auf ihr Haus zu und sieht Flammen aus dem Fenster schlagen. Die erste Reaktion ist, die Feuerwehr anzurufen, Menschen zu retten und Löschversuche zu unternehmen. Doch dann stellt man fest, dass nichts mehr zu retten ist und das Haus abbrennt. Der Betroffene steht dem Ganzen völlig hilflos gegenüber. Ein anderer Mensch, der auf sein Haus zufährt und sieht, wie Flammen aus dem Fenster schlagen, steigt vielleicht noch aus dem Auto, bleibt dann jedoch wie gelähmt regungslos stehen und sieht tatenlos zu, wie das Haus abbrennt. Das ist das Gefühl der Ohnmacht. Diese geht oft mit einer körperlichen Lähmung einher.

Ebenso lassen sich die Begriffe »einsam« und »allein« differenzieren. Einsam kann ich mich unter vielen Menschen fühlen, das Gefühl des Alleinseins taucht auch in der intimsten Zweierbeziehung auf.

Übung

Versuchen Sie einmal, von einem Ausgangsgefühl durch entsprechende Äußerungen und Sätze in die tieferen Schichten Ihrer Gefühle vorzudringen und Ihr Primärgefühl zu finden.

Im Folgenden finden Sie noch einige Beispiele dafür, wie Patienten Situationen beschreiben, in denen ihr Primärgefühl spürbar war (aufgrund des Alters der Patienten liegen diese Erinnerungen teilweise im Zeitraum der fünfziger bis siebziger Jahre).

Primärgefühl allein

Ich bin auf einem Bauernhof aufgewachsen und musste ständig mitarbeiten. Zu meinen Aufgaben gehörte es, für das Brennholz zu sorgen. Ich wurde in den Wald geschickt, um die trockenen Äste einzusammeln, und durfte erst wieder nach Hause kommen, wenn ich den Leiterwagen gefüllt hatte. In diesen Stunden im Wald habe ich mich fürchterlich allein gefühlt.

Als ich zehn Jahre alt war, haben meine Eltern den Hof aufgegeben, und wir sind in die Stadt gezogen. Selbst unter den vielen Menschen habe ich mich allein gefühlt, denn es war niemand da, der sich um mich gekümmert hätte.

Meine Schwester, drei Jahre älter als ich, spielt mit meiner Puppe und macht sie kaputt. Ich schreie, weine und versuche, sie mir wiederzuholen. In dem Moment kommt unsere Mutter ins Zimmer, schlägt mich und schreit mich an: »Du machst auch immer nur Ärger.«
Meine Schwester lacht mich aus, und ich fühle mich völlig allein gelassen.

Nach dem Umzug musste ich in eine neue Schule. Im Turnunterricht musste ich etwas vorturnen, was ich noch nie gemacht hatte. Ich fiel von dem Gerät herunter, und alle lachten mich aus. Der Lehrer sagte dann auch noch: »So dumm stellen sich die Kinder vom Land an.«

Primärgefühl hilflos

Als ich ein kleines Mädchen war, nahm mich mein Vater mit auf das Volksfest. Er traf sich dort mit seinen Freunden, und ich war das einzige Kind am Tisch. Mein Vater hatte mir vorher eingebleut, dass ich mich ja nicht bemerkbar machen sollte.
Ich saß also ohne Essen und Trinken neben ihm am Tisch, und keiner kümmerte sich um mich. Ich hatte das Gefühl, dass mich alle vergessen hatten, traute mich aber nicht, mich bemerkbar zu machen, weil mein Vater mir schon Prügel angedroht hatte.

Meine Mutter und ich waren an der See zu einer Mutter-und-Kind-Kur. Als meine Mutter zur Massage musste, wurde ich zum Leiter des Erholungsheims gerufen. Dieser war ein alter, unangenehm riechender, geiler Bock. Während er danach fragte, wie es uns denn gefiele, betatschte er mich und griff mir zwischen die Beine. »Wenn du darüber redest, schicke ich euch beide nach Hause«, drohte er mir und rief mich noch öfter zu sich. Ich ekelte mich vor ihm, traute mich aber auch nicht, mit meiner Mutter darüber zu sprechen, und fühlte mich völlig hilflos.

Meine Eltern hatten einen Autounfall, an dem mein Vater schuld war, und meine Mutter musste ins Krankenhaus. Mein Vater saß abends regungslos am Tisch und murmelte immer nur vor sich hin: »Hoffentlich stirbt sie nicht.« So hatte ich meinen Vater noch nie erlebt; und ich hatte Angst, dass er sich etwas antut. Ich wusste aber auch nicht, was ich tun sollte.

Primärgefühl ohnmächtig

Ich war mit meinen Schulfreunden am See zum Baden. Als ich aus dem Wasser kam, waren die Jungs mit all meinen Sachen verschwunden. Ich habe mich dann hinter einen Baum gestellt und darauf gewartet, dass sie zurückkommen. Stattdessen erschienen ein paar Mädchen aus einer höheren Klasse, entdeckten mich und lachten mich aus. Ich wusste überhaupt nicht mehr, was ich tun sollte, und fühlte mich denen ohnmächtig ausgeliefert.

Ich war zwölf Jahre alt, als sich meine Eltern scheiden ließen. Meine Mutter verhinderte danach, dass ich weiter Kontakt zu meinem Vater hatte. Sie verbot mir auch das Reiten. Mein neuer Stiefvater war immer misstrauisch, und ich durfte nichts mehr tun, was mir Spaß machte. Weil ich mich so ohnmächtig fühlte, habe ich innerlich all meine Wünsche abgestellt.

Primärgefühl einsam

Nach dem Mittagessen mussten wir uns im Kindergarten immer zum Mittagsschlaf hinlegen. Ich konnte jedoch nie einschlafen, traute mich aber auch nicht, aufzustehen oder zu reden, weil sonst die Schwestern geschimpft hätten. Es waren zwar viele Kinder um mich herum, ich fühlte mich trotzdem fürchterlich einsam.

Ich war ein Nachzügler, und meine Geschwister waren deutlich älter. Ein Ausspruch, den ich von allen noch im Ohr habe, ist: »Ach, die Kleine wieder ...« Keiner wollte mich verstehen und sich mit mir auseinandersetzen, ich kam mir so einsam vor.

Sich nicht vom Verstand austricksen lassen

Wichtig ist es an dieser Stelle des Prozesses, zu beachten, dass es sich um ein Gefühl handelt und nicht um einen Zustand. Hier wird oft der Verstand besonders aktiv und meldet seine Bedenken an. Da sind Einwände wie zum Beispiel: »Du kannst nicht hilflos sein, denn du weißt ja immer einen Ausweg«, »Ohnmacht als Primärgefühl kann nicht sein, denn es gibt ja viele Situationen, in denen ich sage, wo's langgeht«, »Ich kann doch ganz gut mit mir allein sein und komme auch allein im Leben zurecht, deshalb kann ein Primärgefühl einsam und allein nicht sein«.

Lassen Sie sich von Ihrem eigenen Verstand hier nicht austricksen, denn das Einzige, was er damit erreichen will, ist nur, dass das Gefühl nicht spürbar wird. Möglicherweise handelt es sich um eine schon jahrzehntelang antrainierte Strategie, um dieses unangenehme Gefühl nicht empfinden zu müssen. Eine Folge davon wird mit Sicherheit sein, dass es sehr anstrengend ist. Eine Lebensführung, in der der Verstand permanent damit beschäftigt ist, ein unangenehmes Gefühl unterdrücken zu müssen, kostet sehr viel Energie. Das kostet mindestens so viel Energie, wie sie benötigt wird, um Spaß am Leben zu haben. Oder es fehlt dem Körper die Energie, um gesund zu werden oder gesund zu bleiben.

Weitverbreitete Nebenwirkungen einer Krebserkrankung sind die permanente Erschöpfung und der Energiemangel. Die schulmedizinische Diagnose dafür lautet: Fatigue. Nach meiner Theorie ist eine der Ursachen für diesen Energiemangel darin zu sehen, dass jemand ein sehr intensives Primärgefühl, zum Beispiel ohnmächtig, hat, jedoch aufgrund seiner Erkrankung jetzt massiv gegen den Krebs und um sein Leben kämpft. Ohnmächtig zu sein und zu kämpfen ist jedoch ein Widerspruch und kostet eine Menge Kraft und Energie.

Wenn Sie Ihr Primärgefühl erarbeitet haben, gehen Sie gedanklich noch einmal Ihr Leben durch, und Sie werden sicher viele Situationen finden, in denen dieses Gefühl spürbar war. Es wurde Ihnen bisher möglicherweise nur nicht bewusst, dass ein solches Gefühl in Ihnen wirkt.

Jetzt werden Sie auch feststellen, dass es dieses Primärgefühl schon sehr lange in Ihnen gibt. Vielleicht schon so lange, wie Sie sich zurückerinnern können. Und es kann auch gut sein, dass Sie so eine unbestimmte Ahnung haben, dieses Gefühl hätten Sie schon länger, als Sie sich zurückerinnern können.

Ihr Primärgefühl hat auch bereits Ihr gesamtes Verhalten mitbestimmt; denn Sie werden in Ihrem Leben schon vieles unternommen haben, nur um dieses Gefühl nicht spüren zu müssen. Das sind die Lebenssituationen, in denen wir etwas tun, ohne von ganzem Herzen dabei zu sein, der Verstand aber viele Argumente findet, warum wir es trotzdem tun. Der wahre Grund ist jedoch: Ich tue es, weil ich mein Primärgefühl nicht spüren möchte. Genauso hat Ihr Primärgefühl schon dazu geführt, dass Sie in Ihrem Leben vieles *nicht* getan haben, was Sie vielleicht schon gern getan hätten, weil sonst die Gefahr bestanden hätte, dass Sie Ihr Primärgefühl spüren.

Auch das weitverbreitete Helfersyndrom hat in den Primärgefühlen seine Ursache. Meist sind die Leute, die das Primärgefühl hilflos haben, die Menschen, die sich durch besondere Hilfsbereitschaft auszeichnen. Das hat einen einfachen Hintergrund. Solange ich helfen kann, jemand anders also noch hilfloser ist als ich, spüre ich meine eigene Hilflosigkeit nicht. So ist es auch ein Wesensmerkmal von Menschen mit dem Primärgefühl ohnmächtig, dass sie besonders deutlich oder machtvoll auftreten. Damit wollen sie eine Macht demonstrieren und verwirklichen, nur um ihr eigenes Ohnmächtigsein nicht spüren zu müssen.

Die Psychosomatische
Resonanztherapie (PSRT)

Grundlagen

In der PSRT gehen wir davon aus, dass ein Mensch im Laufe seines Lebens viele Situationen erlebt, die mit intensiven Gefühlen verbunden sind. Dabei gibt es Momente, in denen die Gefühle so stark sind, dass der Verstand völlig überfordert damit ist, das Erlebnis adäquat zu verarbeiten. Die zweite Möglichkeit ist die, dass dieses Erlebnis zu einem Zeitpunkt eintritt, in dem der Mensch aufgrund seines Alters noch gar nicht den Verstand hat, um etwas verarbeiten zu können, also in der frühen Kindheit. In beiden Fällen werden aufgrund des energetischen Eindrucks, den die Gefühle hinterlassen, im Gehirn sehr schnelle und sehr starke neuronale Verknüpfungen gebildet. Das Muster dieser Verknüpfungen besteht aus dem verspürten Gefühl, den dazugehörigen Gedanken, den Bewältigungsstrategien für die Zukunft und dem Reaktionsmuster des Körpers.

Ab diesem Moment ist der Mensch besonders resonanzfähig und empfindsam für die ganz spezielle Qualität des gespeicherten Gefühls. Erlebt er dann wiederum neue Situationen, die ihn von der Qualität des Gefühls her an die ursprüngliche Situation erinnern, so werden die gespeicherten Muster verstärkt. Die unbewussten Gedanken werden kräftiger, die

Bewältigungsstrategie noch mehr verankert, und der Körper reagiert wieder auf die gleiche Art und Weise.

Es kann Jahre und Jahrzehnte dauern, in denen sich das Muster in einer homöopathischen Dosis ständig verstärkt, bis entweder der Mensch an sich Verhaltensweisen feststellt, die er nicht mag, oder die ersten körperlichen Symptome auftreten. Dann wird alles Mögliche getan, um die unerwünschten Verhaltensweisen zu verändern oder sogar ganz loszuwerden. Meist mit geringem dauerhaftem Erfolg wird immer versucht, das Verhalten über den Verstand zu steuern: »Ich weiß ja, worum es geht, und passe beim nächsten Mal besser auf.«

Es geht dann sicher auch eine bestimmte Zeit lang besser, doch irgendwann ist das alte Verhaltensmuster wieder da. Man beschimpft sich auch noch selbst und nimmt sich fest vor, sich beim nächsten Mal noch mehr anzustrengen – ein enormer Energieaufwand, der langfristig jedoch nicht funktioniert. Ähnlich verhält es sich mit den körperlichen Beschwerden. Durch Arztbesuch, Behandlung, Operation, Medikamente und Ähnliches wird zwar eine ganze Menge erreicht, dauerhafte Gesundheit stellt sich jedoch trotzdem nicht ein. Es erfolgt nur die Verschiebung der Symptome in einen anderen Körperteil oder auf ein anderes Organ.

In der Psychosomatischen Resonanztherapie geht es darum, dass der Patient wieder Zugang zu dem unbewusst gespeicherten Inhalt des entscheidenden Musters bekommt. Das heißt, er kann sich an die alles entscheidende erste Situation erinnern und diese relativ präzise beschreiben. Nachdem dies in einer entspannten therapeutischen Atmosphäre und in einem sicheren Umfeld geschehen ist, kann der Patient jetzt mit Worten zum Ausdruck bringen, was damals ein äußerst unangenehmer Zustand war. Dabei ist für den Patienten auch genau wahrnehmbar, was er damals gedacht hat, insbesondere was er über sich selbst gedacht hat.

In Worte fassen kann er jetzt ebenso die Bewältigungsstrategie, die er gewählt hat, um »so etwas« nicht mehr erleben zu müssen. Anhand von Veränderungen des körperlichen Zustands sind auch die damaligen Reaktionsmuster des Körpers wieder spürbar. Oft ist ein direkter Zusammenhang mit den aktuellen Symptomen zu verspüren.

Bei über 90 Prozent aller Patienten hat sich gezeigt, dass der Ursachenzeitpunkt vor dem sechsten Lebensjahr liegt, also in einer Zeitspanne, in der unser Verstand noch nicht beziehungsweise nur äußerst gering ausgeprägt ist. Deshalb ist in dieser Phase der frühen Kindheit das Gefühlsleben, und somit auch die Anfälligkeit für seelische Verletzungen, sehr viel intensiver. Für manch einen wird es sehr schwer vorstellbar sein, wie es funktionieren soll, dass sich jemand an ein Erlebnis beispielsweise aus dem zweiten Lebensjahr erinnern kann. Das Erinnerungsvermögen von Menschen ist grundsätzlich begrenzt. Die Altersangaben, bis zu welchem Zeitpunkt wir uns zurückerinnern können, ist unterschiedlich und liegt zwischen dem vierten und dem zwölften Lebensjahr. Das hängt damit zusammen, dass sich der Verstand mit dem Gedächtnis und Erinnerungsvermögen erst im Laufe der Kindheit bildet. Wir kommen auf die Welt, und alles, was wir »tun«, ist fühlen. Etwa ab dem achten Lebensjahr macht sich die Grundstruktur zur Bildung eines Erwachsenenverstandes bemerkbar. Aber es dauert noch viele Jahre, bis eine eigenständige Lebensfähigkeit als erwachsener Mensch in der heutigen Zivilisation gegeben ist.

Die Möglichkeit, sich an sehr frühe Situationen erinnern zu können, wird über das Gefühl als Zugangsschlüssel erreicht. Es sind die wirkungsvollen Primärgefühle, die den Zugang zu den frühesten Erlebnissen ermöglichen. Werden im Rahmen der Therapie diese Gefühle erarbeitet, so spürt der Patient anhand der körperlichen Reaktionsmuster, welches Gefühl bei ihm aktiviert ist. Dieses Gefühl zieht sich dann wie ein roter Faden durch das ganze Leben. Es passt zu allen unangenehmen Situationen, die der Patient bisher erlebt hat. Ganz gleich, welcher Art die Erlebnisse waren und durch wen oder was sie ausgelöst wurden, das unangenehme Gefühl hatte immer die gleiche Qualität. Jetzt kommen dann auch ganz konkrete Situationen wieder in die Erinnerung und können über die Veränderungstechnik der Vergangenheit bearbeitet werden.

Durch spezielle therapeutische Interventionen kann nun auch der Zugang zu einem Erlebnis ermöglicht werden, das bisher noch jenseits der Bewusstseinsgrenze des Verstandes lag. Die Patienten spüren ganz genau, ob es sich nur um eine weitere, zeitlich frühere Erinnerung handelt oder ob es tatsächlich der Ursprung dieses Gefühls und somit der Beginn des »roten Fadens« ist. In dem Moment, in dem die Ursprungssituation wieder bewusst wird, kann diese relativ genau beschrieben und die damals entstandenen Muster können gelöst werden.

Dieser Prozess ist möglich, weil damals in der Situation neuronale Verknüpfungen entstanden sind, die mit körperlichen Reaktionen verbunden wurden. Kommt dieses energetische Muster dem Erwachsenen, voll bewussten Patienten in Erinnerung, so hat er heute Worte für das, was damals nur ein unangenehmes Gefühl war. Die Kunst des therapeutischen Arbeitens besteht darin, dem Sprachzentrum des Verstandes Zugang zu den Gefühlen zu verschaffen, die der Körper in seinem eigenen Erinnerungsspeicher abgelegt hat. Wie das gelingen kann, wird im nächsten Abschnitt beschrieben.

Wie die PSRT funktioniert

Die PSRT ist eine ganz spezielle Form der Gesprächstherapie. Das Spezielle besteht darin, dass den Patienten fast ausschließlich Fragen gestellt werden, und zwar solche, deren Inhalt und Wortlaut nach einem ganz bestimmten System kombiniert worden sind und dadurch auch eine bestimmte Wirkung erzielen. Der Umfang liegt bei zirka 150 bis 600 Fragen, deren energetische Wirkung aufeinander abgestimmt ist. Viele davon werden an unterschiedlichen Stellen des Prozesses wiederholt gestellt, um den Inhalt der Antworten miteinander abgleichen zu können. Es gibt dabei keine guten und schlechten, keine richtigen und keine falschen Antworten, sondern nur Ihre ganz individuelle. Es findet auch keine Interpretation oder Deutung durch den Therapeuten statt. Jeder Mensch ist viel zu individuell, als dass man so verfahren könnte. Der Patient verspürt über körperliche Reaktionen und Veränderungen seiner Gefühle selbst, was die Antwort für ihn bedeutet.

Zunächst wird über dieses ausgeklügelte Fragesystem die Gefühlswelt des Patienten geklärt und das wirksame Primärgefühl herausgearbeitet. Anschließend werden die bewussten Lebenssituationen, die zu diesem Primärgefühl passen, aufgelistet und nach bestimmten Merkmalen bearbeitet. Durch eine besondere Art der Fragetechniken kommt der Patient in die Lage, sich auch an früheste Erlebnisse erinnern zu können. Ebenfalls durch Fragen werden die körperlichen Reaktionen geklärt und Lösungsmöglichkeiten für die Ursache erarbeitet.

Merkmal aller Fragen ist eine ganz spezielle Wortwahl und Formulierung. Zum Teil sind kreative und phantasievolle Fragen dabei. Alle zeichnen sich dadurch aus, dass sie dem Patienten in Bezug auf seine Krankheit mit ziemlicher Sicherheit zum ersten Mal gestellt werden. Dies hat den Effekt, dass er und sein Verstand genau wissen, es geht um die eigene Situation und Krankheit – jedoch einmal völlig anders. Das hat zur Folge, dass der Verstand keine vorgefertigte Antwort in der Schublade hat; und deshalb wird spontan ausgesprochen, was bis dahin noch unbewusst war. Auf diese Art und Weise ist es möglich, sich bei klarem Bewusstsein durch das Instrument der Sprache in die bislang unbewussten Regionen der Seele vorzuarbeiten und somit letztlich eine Lösung der wirklichen Ursache überhaupt erst zu ermöglichen.

Kann das auch bei Ihnen gelingen?

Wenn Sie es grundsätzlich für möglich halten, dass die Ursache von Krankheiten, insbesondere von Krebs, auf diesem Wege gefunden und gelöst werden kann, wollen Sie sicher wissen, ob dies auch bei Ihnen möglich ist. Durch die nachfolgenden Übungen können Sie das herausfinden. Probieren Sie die drei Übungen einfach aus, die Erklärungen dazu finden Sie dann im Anschluss daran.

Übung 1

Stellen Sie sich einmal eine beliebige Person vor. Es ist ganz gleich, an wen Sie denken; es geht erst mal darum, ob Sie ein inneres Bild von jemandem abrufen können. Wenn Sie ein solches Bild haben, schauen Sie einmal nach, ob die Person sich bewegt oder stillsteht. Achten Sie auch darauf, ob Ihr Bild farbig oder schwarzweiß ist. Sehen Sie nur einen Teil des Menschen, den Oberkörper, den Kopf, die Beine oder Ähnliches, so versuchen Sie doch einmal, diese Person mit ihrem ganzen Körper zu erblicken. Jetzt versuchen Sie, sich diese Person größer vorzustellen, als sie eigentlich ist. Also erst einen Kopf größer, dann so groß wie eine Tür, so groß wie ein Haus oder sogar so groß wie ein Wolkenkratzer. Wichtig ist dabei nur, dass es funktioniert, unabhängig davon, was die veränderte Vorstellung in Ihnen auslöst.

Jetzt versuchen Sie einmal die umgekehrte Richtung und machen die Person in Ihrer Vorstellung kleiner, als sie normalerweise ist. Versuchen Sie zuerst einen Kopf kleiner, dann Kindergröße, und vielleicht ist sogar die Größe eines Gartenzwergs möglich.
Beantworten Sie die Frage, ob diese Übung möglich war, bitte nur mit Ja oder Nein. Es mag sein, dass es schwierig war, dies bedeutet jedoch grundsätzlich, dass es funktioniert hat, und die Antwort muss dann Ja lauten.

Übung 2

Erinnern Sie sich an eine Situation aus Ihrem Leben, in der Sie irgendeine Form von Angst hatten. Können Sie körperlich spüren, was sich verändert, wenn Sie Angst haben? Beispielsweise: Die Knie werden weich, der Brustkorb eng, die Arme verkrampft oder Ähnliches. Erinnern Sie sich jetzt an eine Situation, in der Sie sich gefreut haben. Können Sie körperlich spüren, was sich verändert, wenn Sie Freude empfinden? Etwa: Das Herz geht auf, der Kopf wird freier, die Atmung tiefer oder Ähnliches.

Übung 3

Stellen Sie sich vor, Sie sollten Ihr rechtes Knie wie ein kreativer Künstler auf abstrakte Art malen. Welche Farbe würden

Sie nehmen? Welche Form hätte das abstrakte Knie? Passen die gewählte Form und die Farbe zusammen? Wenn nein, was müsste sich ändern, damit es passt?

Kommen wir zur Auflösung der drei Übungen:

- *Übung 1:* Es ging darum, zu erfahren, ob Sie die Fähigkeit besitzen, zu einem Begriff ein inneres Bild entstehen zu lassen, hier das eines Menschen. Durch die Veränderung der Größenvorstellung dieser Person wurde Ihre Fähigkeit geprüft, innere Bilder zu variieren, unabhängig von ihrem Realitätsbezug.
- *Übung 2:* Die Übung fragte nach den körperlichen Reaktionen auf Gefühle. Damit sollte geprüft werden, ob Sie in der Lage sind, wahrzunehmen, wie und wo Gefühle auf Ihren Körper wirken.
- *Übung 3:* Diese Übung war ein Beispiel für den kreativen und phantasievollen Umgang mit Organen und Körperteilen.

Auf dieser Basis sind viele Fragen des therapeutischen Prozesses aufgebaut. Sie haben genau den Effekt, dass Ihr Verstand weiß: Wir setzen uns direkt mit der Krankheit, Ihren Gedanken und Gefühlen auseinander, jedoch einmal auf völlig andere Art und Weise.

Vielleicht haben Sie sich selbst über Ihre Antworten bei der Übung mit dem Knie gewundert. Dies ist ein sicheres Anzeichen dafür, dass Ihnen zwar beispielsweise eine Farbe und eine Form eingefallen sind, Sie jedoch nicht genau wussten, warum. Wenn das Knie jetzt das körperliche Problem wäre, könnte es im therapeutischen Prozess so weitergehen, dass hinterfragt wird – ebenfalls auf eine etwas andere Art und Weise –, welche Bedeutung denn die Farbe für Sie hat, welches

Gefühl das in Verbindung mit der Form auslöst und wie und wo Sie dieses Gefühl im Körper spüren.

Der nächste Schritt könnte dann die Sammlung von Situationen sein, in denen Sie ein solches Gefühl oder diese körperliche Reaktion bereits verspürt haben. Somit wären wir der bislang unbewussten, seelischen Ursache für das körperliche Problem am Knie auf der Spur.

Dies ist sicherlich für viele Leser äußerst abstrakt und nur schwer vorstellbar. In Vorträgen stelle ich die Grundlagen der Psychosomatischen Resonanztherapie immer wieder auf diese Art und Weise vor. Eine typische Reaktion mancher Zuhörer nach diesen Übungen ist die Aussage: »So einfach kann das doch wohl nicht sein«, oder von manchen noch deutlicher: »Das ist doch viel zu simpel.«

Meine klare Antwort darauf lautet immer: »Dann suchen Sie sich etwas Kompliziertes.« Nur weil die Struktur der Methode einfach ist, heißt es noch lange nicht, dass es leicht ist, durch diesen Prozess zu gehen.

Messen Sie einfach alles, was Sie bisher in Bezug auf Ihre Erkrankung kennengelernt und unternommen haben, daran, ob es Ihnen bessergeht oder nicht, und nicht daran, ob es einfach oder umständlich war.

Der gesamte therapeutische Prozess ist klar strukturiert, und alle Fragen sind mit einfacher Sprache formuliert. Gerade in der Einfachheit liegt die enorme Wirkung. Wenn wir uns aufmerksam in der Welt umschauen, so ist alles, was wirklich wirkt, einfach. Das Rad wurde vor Tausenden von Jahren in seiner Form erfunden, es ist heute noch rund, und es ist unwahrscheinlich, dass die Menschheit es trotz aller hochtechnisierten Möglichkeiten weiter optimiert. Die grundlegenden Hebelgesetze, die in jedem mechanischen Gerät berücksichtigt werden müssen, sind auch schon sehr alt und nicht mehr zu »verbessern«. Selbst die leistungsfähigsten Computer sind auf dem binären Code aufgebaut, was bedeutet, dass es immer nur zwei Möglichkeiten zur Strukturierung gibt, schwarz oder weiß, Strom oder kein Strom. Ein recht einfaches Prinzip.

Neben der Überprüfung durch die drei einfachen Übungen sind vor Beginn einer Therapie noch weitere Aspekte gründlich abzuklären. Dazu gehören beispielsweise der medizinische Befund, die Einnahme von Medikamenten und vorgesehene Behandlungsmöglichkeiten.

Grenzen der Selbstheilungsmöglichkeiten

Durch die Übungen, die Sie bisher durchgeführt haben, konnten Sie vielleicht schon einiges lösen und verändern. Die Selbstheilungsmöglichkeiten, die Ihnen durch ein solches Buch angeboten werden können, haben jedoch ihre Grenzen. Eine Limitation ist unser Erinnerungsvermögen. Wenn man sich aufgrund eines äußeren Anstoßes, zum Beispiel der Übungen dieses Buchs, an frühere Situationen zu erinnern versucht, so gibt es eine natürliche Sperrlinie. Um in der Erinnerung weiter zurückzukommen, ist es erforderlich, dass Sie sich ganz auf einen solchen Prozess einlassen können und dieser von einem professionellen Therapeuten geführt wird. Es wäre unseriös, ja, eine glatte Lüge, wenn jemand behauptete, Sie könnten sich durch das Lesen und Bearbeiten einiger Übungen selbst vollständig von Krebs heilen.

Was Sie aber sicherlich erreichen können, ist eine deutliche Veränderung Ihres seelischen Zustandes – und dass darauf der Körper reagiert, ist ganz normal. Eine sichtliche Verbesserung oder sogar der Rückgang des Tumors bedeutet jedoch noch keine Heilung. Durch die therapeutische Arbeit mit vielen Patienten hat sich gezeigt, dass die wirkliche, ursprüngliche Erstsituation noch deutlich früher liegt als die bewussten Situationen, die Ihnen bisher in Erinnerung gekommen sind. Nur wenn diese tatsächlich früheste Situation gefunden wird, in der das Primärgefühl und somit auch die körperlichen Reaktionen entstanden sind, die zur heutigen Krebserkrankung geführt haben, lassen sich diese lösen. Versuchen Sie bitte nicht, jenen Ursprungsmoment durch Hypnose oder eine Rückführung zu finden, denn es reicht nicht aus, diesen Moment zu spüren, sondern es müssen die richtigen Dinge auf die richtige Art und Weise durch ihre eigene Sprache gelöst werden. Würden Sie durch einen ungeeigneten Prozess in die Ursprungssituation geführt, so verstärkten sich die Muster nur um ein Vielfaches, und die Wahrscheinlichkeit wäre groß, dass sich die Krankheit verschlimmert.

Wie Sie auf die Spur der seelischen Ursachen Ihrer Krebserkrankung kommen können

Zu Beginn dieses Abschnitts möchte ich noch einmal deutlich darauf hinweisen, dass dieses Buch weder den Arztbesuch ersetzt noch einen Ersatz für den professionellen therapeutischen Prozess darstellt. Zum einen darf ein Ratgeber dies nicht tun, und zum anderen kann er das auch nicht leisten; denn so, wie unser Gehirn aufgebaut ist, können wir uns nicht mit dem Verstand in einen Prozess steuern, der uns an die unbewussten Ursachen führt, und gleichzeitig mit den intensivsten Gefühlen die Vergangenheit nachspüren. Trotzdem können Sie wesentliche Schritte unternehmen, um Ihr

Bewusstsein zu steigern, und dadurch Einfluss auf Ihr Seelenleben nehmen.

Auf vielen vorhergehenden Seiten dieses Buches waren Übungen angeboten, die der Vorbereitung des nun folgenden Prozesses dienen. Falls Sie diese noch nicht gemacht haben, blättern Sie bitte zurück und arbeiten Sie die Übungen durch.

Erster Schritt: Das Primärgefühl

Haben Sie Ihr Primärgefühl schon eindeutig erarbeitet oder sind Sie noch unsicher?
Hier noch einmal die vier wichtigsten Primärgefühle: ohnmächtig, hilflos, einsam, allein. Wenn Sie unsicher sind, können Sie durch die folgende Übung herausfinden, zu welchem Gefühl Sie am ehesten resonanzfähig sind.

Übung

Sprechen Sie jede der folgenden Aussagen fünfzehnmal laut(!) aus:

- Ich bin ohnmächtig.
- Ich bin hilflos.
- Ich bin allein.
- Ich bin einsam.

Bei welcher dieser Aussagen gab es die stärksten Reaktionen von Seiten des Gefühls in Form von Zustimmung oder von Seiten des Verstandes in Form von Ablehnung? Dies zeigt dann Ihr Primärgefühl an.

Zweiter Schritt: Lebenssituationen
mit dem Primärgefühl

Nehmen Sie sich für den zweiten Schritt zehn bis zwanzig Minuten Zeit und arbeiten Sie mehrfach daran. Gehen Sie gedanklich noch mal durch Ihr bisheriges Leben unter dem Aspekt Ihres Primärgefühls. Beachten Sie aber möglichst viele Lebensbereiche.

Hier einige Anregungen: frühe Kindheit, Kindergarten, erste Schuljahre, weiterführende Schulen, Prüfungssituationen, beste Freundin, Pubertät, besondere Familienfeste, erste Liebe, Enttäuschungen, Studium und Berufswahl, berufliche Erfolge und Misserfolge, Verliebtsein und Trennungen, Hochzeit und Scheidung, Schwangerschaft, Geburt und Kindererziehung, soziales Engagement, Freundeskreis, Hobby, Hausbau, Finanzen, Krankheiten und so weiter.

Übung

Nehmen Sie Papier und einen Stift und erstellen Sie eine Liste von Situationen in Ihrem Leben, in denen Sie Ihr Primärgefühl gespürt haben. Beispiele:

- Mein Freund hat sich von mir getrennt.
- Immer wenn's ums Thema Geld geht.
- Als mir die Diagnose eröffnet wurde.
- Nach dem Tod meines Großvaters, als ich mir anschauen musste, wie er im offenen Sarg lag.
- Mein Lehrer macht mich vor der ganzen Klasse lächerlich.
- Immer wenn mein Vater mich verprügelt hat.
- In dem Moment, wo ich festgestellt habe, dass mein Mann mir fremdgeht.

- Bei den vielen Streitereien meiner Eltern, als ich noch klein war.

Jetzt legen Sie die Liste zur Seite und lassen ruhig ein paar Stunden oder Tage vergehen. Ergänzen Sie die Aufstellung dann. Manchmal braucht es etwas Zeit, und es kommen noch weitere Erinnerungen ins Bewusstsein.
Als Nächstes werden die einzelnen Erlebnisse nach ihrer zeitlichen Reihenfolge sortiert.

Übung

Schreiben Sie bei jedem Ereignis in Ihrer Aufstellung dazu, wie alt Sie waren, als dieses Ereignis stattfand.

Bei dieser Übung spielt es keine Rolle, aus welchem Lebensabschnitt Sie viele oder wenige Erinnerungen haben. Es kann sein, dass Sie durch die Erlebnisse in Zusammenhang mit der Krebserkrankung viele Situationen erlebt haben, in denen Sie sich hilflos und ohnmächtig gefühlt haben, Ihnen jedoch wenige Erlebnisse aus der Kindheit oder Jugend einfallen. Andere Menschen können sich eher an Momente der Einsamkeit aus der Kindheit erinnern, weil sie jetzt als Erwachsene eine eigene Familie haben und in ein soziales Umfeld eingebunden sind.

Dritter Schritt: Bewertung der einzelnen Situationen

Sie werden jetzt sicher schon festgestellt haben, dass Ihr Primärgefühl bereits in sehr vielen Situationen Ihres Lebens spürbar war und dass es Sie auch schon lange Zeit begleitet. Bei diesem Rückblick wird die Intensität des Gefühls bei den verschiedenen Situationen unterschiedlich sein.

Übung

Bewerten Sie die einzelnen Situationen nach der Intensität des Primärgefühls.

Vierter Schritt: Der innere Film der entscheidenden Situation

Nachdem Sie die Situation bewertet haben, arbeiten wir jetzt mit der Situation weiter, in der das Primärgefühl am stärksten spürbar war. Zur Bearbeitung reicht es nicht aus, nur ein Stichwort oder eine kurze Beschreibung zu haben, sondern es ist erforderlich, von diesem Erlebnis einen möglichst präzisen »inneren Film« entstehen lassen zu können. Bei manchen Menschen ist es tatsächlich ein laufender Film, bei anderen eher eine Abfolge stehender Bilder. Mit beiden Varianten ist dieser Schritt möglich.

Übung

Denken Sie noch mal an dieses Erlebnis zurück und erinnern Sie sich daran, was es in dem Moment alles zu sehen gab, beispielsweise unterschiedliche Farben und Formen. Können Sie sich noch an einen bestimmten Geruch oder Geschmack erinnern, der damit verbunden ist? Gab es irgendwelche Stimmen, Klänge oder Geräusche? Welche Temperatur herrschte? In welcher Körperhaltung befanden Sie sich? Welche Tageszeit war damals? Wenn Sie diesen inneren Film vor- und zurücklaufen lassen, in welchem Moment genau war das Gefühl am intensivsten? Versuchen Sie, dies als einzelne Szene beziehungsweise wie ein Standbild aus dem Film herauszunehmen.

Fünfter Schritt: Die Gedanken und die Konsequenzen

Auch wenn es unangenehm ist, versuchen Sie die damalige Situation so gründlich wie möglich nachzuempfinden. Wenn Sie das Gefühl haben, mit aller Intensität im damaligen Erlebnis zu sein, so versuchen Sie einmal wahrzunehmen, was Sie in diesem Moment gedacht haben.

Übung

Schreiben Sie auf, welches Ihre Gedanken waren.
Beispiele:

- Jetzt ist alles zu spät.
- Warum hilft mir denn keiner?

- Es ist so schrecklich.
- Wo ist nur meine Mutter?
- Warum tut er das?
- Ich will das nicht.
- Merkt denn keiner, was ich brauche?
- Meine Gefühle sind nicht wichtig.
- Die Welt ist bedrohlich.
- Jetzt passiert etwas Schreckliches.

Es kann gut sein, dass Sie jetzt unterschiedliche Gedanken notiert haben, die alle mit dieser Situation zu tun haben. Entscheidend sind jedoch die Gedanken, die Sie über sich selbst hatten. Was haben Sie also gedacht, was mit Ihnen los sei, dass Sie diese Situation erleben müssen?

Übung

Schreiben Sie auf, welches Ihre Gedanken über sich selbst waren.
Beispiele:

- Ich bin zu klein.
- Ich bin denen nichts wert.
- Ich bin unerwünscht.
- Ich kann nicht anders.
- Ich schaffe es nicht.
- Ich bin unfähig.
- Ich habe keine Kraft.
- Ich bin verkehrt.

Aufgrund der Gedanken über sich selbst werden in diesen Momenten auch blitzartig Bewältigungsstrategien entwickelt, um zu vermeiden, in Zukunft noch einmal in eine solche Situation zu kommen. Es sind sogenannte »Beschlüsse«, die passend zu den Gedanken gefasst werden.

Übung

Schreiben Sie auf, welches Ihre Beschlüsse waren.
Beispiele:

- Hilfe suchen oder untergehen.
- Ich muss kämpfen.
- Machen, was die mir sagen.
- Ich mache alles wieder gut.
- Meine Angst verstecken.
- Immer stark sein.
- Ich ziehe mich in mich zurück.
- Meine Gefühle abschalten.
- Nicht zeigen, was ich will und fühle.

Sechster Schritt:
Veränderungstechnik

Jetzt überlegen Sie einmal, was in dieser Szene, in dieser damaligen Situation, anders hätte sein können, damit es für Sie nicht so unangenehm gewesen wäre.

Hier ein Beispiel: Eine Patientin erinnert sich an eine Situation, in der sie etwa fünf Jahre alt war. Sie sitzt mit ihren Geschwistern, ihren Eltern und einer Tante, die zu Besuch war, am Frühstückstisch. Da die Tante ihren Eltern schon einen beträchtlichen Anteil des Erbes ausgezahlt hatte, herrschte bei ihren Besuchen immer ein ganz besonders angespanntes Klima, denn die Tante hatte auch ihre ganz speziellen Vorstellungen, wie Kinder zu erziehen sind.

In der Situation passierte der Patientin als Kind ein kleines Missgeschick. Sie kippte aus Versehen ihre Tasse mit Kakao um und bekleckerte damit nicht nur den Küchentisch, sondern auch das gute Kleid der Tante. Diese hebt in diesem Moment die Hand und gibt dem kleinen Mädchen eine Ohrfeige. Die Eltern trauen sich wegen der finanziellen Abhängigkeit nicht einzuschreiten – für das kleine Kind eine äußerst unangenehme Situation, die ihr wieder in die Erinnerung kommt.

Die Patientin überlegt, was damals hätte anders sein können, und kommt auf die Idee, dass der Vater vielleicht doch einmal seinen ganzen Mut hätte zusammennehmen können, um so die Ohrfeige zu verhindern.

Siebter Schritt:
Der neue innere Film

Der nächste Schritt besteht darin, diese Erinnerung, so als ob ein Film neu gedreht würde, zu verändern. Das heißt, es ist derselbe Ort, es sind dieselben Hauptdarsteller, doch mit einer etwas veränderten Handlung. In diesem Fall: Frühstück, Klappe, die Zweite. Im Anschluss geht es darum, diesen veränderten inneren Film mehrfach neu ablaufen zu lassen und dabei seine Gefühle zu beobachten.

Übung

Erleben Sie den neuen Film mit allen Sinnen und notieren Sie, welche Auswirkungen das auf Ihre Gefühle hat.

Meist ist das ursprünglich unangenehme Gefühl dann deutlich schwächer oder sogar ganz verschwunden. Wie kommt das? Wie in den bisherigen Kapiteln bereits beschrieben wurde, sind unsere Gedanken, Gefühle und körperlichen Reaktionen miteinander verbunden. Wir können uns jetzt vorstellen, dass diese Verbindungen über eine Art Steuerstelle in uns reguliert werden. Diese Steuerstelle reagiert am intensivsten auf innere Bilder. Denn unsere »Er-innerung« ist ja nichts anderes. Es ist vergleichbar mit dem Vorgang, wenn in einer bestimmten Situation der Auslöser einer Kamera gedrückt wird und ein Bild entsteht. So wie auf einem Bild oft Datum und Ort oder Anlass des Fotos steht, so registriert die innere Steuerstelle zu diesem Bild die dazugehörigen Gedanken, Gefühle und körperlichen Reaktionen. Wenn wir in einer Lebenssituation einmal ein solches »Bild geschossen« haben, sind Gedanken, Gefühle und körperliche Reaktionen mitgespeichert. Sobald wir dieses Bild aus der Erinnerung, vergleichbar mit einem inneren Fotoalbum, abberufen, so drängen sich jedes Mal wieder die gleichen Gedanken auf, wir empfinden die gleichen Gefühle; und wenn diese intensiv genug sind, gibt es auch jedes Mal die gleiche körperliche Reaktion. Egal, woran wir denken, es tauchen immer innere Bilder auf, die immer gleiche Abläufe auslösen. Mit der Vorstellung, was anders hätte sein können, werden diese Erinnerungen verändert, und die Steuerstelle reagiert sofort mit veränderten Gedanken, mit anderen Gefühlsempfindungen und mit anderen körperlichen Reaktionen darauf.

Hat der neue Film Ihr Gefühl positiv verändert? Wenn ja, dann machen Sie weiter und verändern Sie noch andere Situationen, die Ihnen in Erinnerung kommen. Wenn nein, kann dies mehrere Ursachen haben. Die erste Möglichkeit ist die, dass die Veränderung zu groß war und Sie selbst nicht glauben, dass es so hätte sein können. Eine Veränderung in der Dimension von »Dann stelle ich mir eben vor, ich komme als Prinzessin auf die Welt und werde mit der goldenen Kutsche in die Schule gefahren« kann natürlich nicht funktionieren. Es ist unbestritten, dass dieses unangenehme Erlebnis stattgefunden hat, in der Veränderungstechnik geht es darum, sich vorzustellen, wie es hätte ablaufen können, damit es nicht ganz so schlimm gewesen wäre. Also um leichte Veränderungen, die im Rahmen dessen sind, was Sie sich vorstellen können, und darauf reagiert auch Ihr Körper. Versuchen Sie es einfach noch einmal.

Achter Schritt:
Neue Gedanken und andere Konsequenzen

Vielleicht haben Sie ein paar Varianten ausprobiert, bis Sie die Version gefunden haben, die das damalige unangenehme Erlebnis nicht mehr ganz so schlimm erscheinen lässt. Gehen Sie jetzt wieder mit allen Sinnen in die veränderte, nun etwas angenehmere Situation und versuchen Sie, wahrzunehmen, was Sie in dieser neuen Version denken.

Übung

Notieren Sie, wie Ihre neuen Gedanken lauten. – Hier einige Beispiele von Patienten:

- So ist es in Ordnung.
- Ich werde gehalten.
- Endlich kümmert sich jemand um mich.
- Ich freue mich aufs Licht.
- Das Leben kann auch schön sein.
- Jetzt passt es.
- So stimmt es für alle.

Wenn sich durch die Veränderungstechnik ein neues, inneres Erleben gebildet hat, das Ihre Gefühle und Gedanken verändert, so versuchen Sie nun, wahrzunehmen, was Sie aufgrund der Veränderungen jetzt über sich selbst denken und was Sie aufgrund dessen beschließen.

Übung

Notieren Sie Ihre neuen Gedanken über sich selbst. – Hier wieder Beispiele aus der Praxis:

- Ich bin erwünscht.
- Ich bin wichtig.
- Ich bin wertvoll.
- Ich kann es.
- Ich kann mich spüren.
- Ich bin genau richtig.
- Ich bin liebevoll.

Notieren Sie dann, welchen Beschluss Sie aufgrund dessen fassen. – Vielleicht einen solchen wie in den folgenden Beispielen:

- Ich zeige mich, wie ich bin.
- Ich nehme mir, was ich brauche.

- Ich stehe zu meinen Gefühlen.
- Ich kann auch Schwieriges meistern.
- Ich zeige meine Gefühle und darf das auch.
- Ich öffne mich und gehe meinen Weg.
- Ich bleibe unabhängig.

Warum kann diese Übung überhaupt funktionieren? Es liegt daran, dass diese innere Steuerstelle darauf reagiert, wenn in unserem Bewusstsein innere Bilder entstehen. Diese Bilder entstehen ständig in uns, mehr oder weniger bewusst. Der Steuerstelle ist es völlig egal, wodurch diese Bilder entstehen; sie reagiert vollautomatisch ganz einfach darauf, dass ein Bild entsteht. Überprüfen Sie es selbst. Immer dann, wenn Sie an ein früheres Erlebnis denken, taucht ein inneres Bild auf; wenn irgendjemand eine Situation erzählt, entsteht dazu Ihr eigenes, inneres Bild. Der gleiche Vorgang findet statt, wenn Sie ein Buch lesen, denn falls es spannend genug geschrieben ist, tauchen wir völlig in die Geschichte ein, leben in den Bildern, die diese Geschichte auslöst, oder haben entsprechende Gefühle. Dies geht so weit, dass wir über einem guten Buch alles um uns herum vergessen und uns, wenn wir aufhören zu lesen, erst mal umschauen, wo wir sind.

Ähnlich geht es uns beim Fernsehen. Obwohl die Bilder vorgegeben sind und als Film ablaufen, entstehen zusätzlich eigene Bilder, die wir uns aufgrund dessen machen, was wir sehen. Egal, wodurch die inneren Bilder ausgelöst werden, als Erinnerungen, Erzählungen, ein gutes Buch, Fernsehen und so weiter – die Steuerstelle in uns reagiert immer mit Gedanken dazu, mit Gefühlen und entsprechenden körperlichen Reaktionen. Erstaunlicherweise funktioniert dies, obwohl beim Lesen eines guten Buches unser Verstand doch ganz genau weiß, dass es sich nur um Buchstaben auf Papier handelt und sich irgendjemand diese Geschichte hat einfallen lassen, um ein tolles Buch zu schreiben. Das Gleiche weiß der Verstand vom Fernseher, es ist ein elektronisches Gerät, das Bilder produziert; und der Verstand weiß auch, dass die Schauspieler nur so tun als ob und alles nur inszeniert ist. Unserer inneren Steuerstelle ist es völlig gleichgültig, wie der Verstand darüber denkt, ihr genügt ein Bild, das in uns entsteht, um zu reagieren.

Diesen Effekt können wir für die Veränderung unserer Gefühle nutzen. Nachdem es der Steuerstelle gleich ist, auf welches Bild sie reagiert, können wir ja das Bild, das mit einer unangenehmen Erinnerung verbunden ist, leicht verändern und beobachten, wie die Steuerstelle darauf reagiert. Bei diesen Versuchen, gedanklich die Vergangenheit zu verändern, passiert oft eins – der Verstand rebelliert und sagt: »Aber es war doch so«, und beruft sich auf die sogenannte Realität, Wahrheit oder Wirklichkeit. Die entscheidende Frage ist jetzt: War's denn nun wirklich real, was für uns nun wirklich scheint?

Hierzu gebe ich gern ein Beispiel aus meinem eigenen Leben: Ich bin in einem kleinen Dorf geboren und habe dort die ersten Jahre meines Lebens verbracht. In meiner Erinnerung gab es hinter dem Haus eine endlose Wiese mit großen Bäumen darauf. Als ich noch klein war, sind wir dann umgezogen, und es dauerte über 35 Jahre, bis ich wieder zu diesem Haus kam. Bei seinem Anblick kamen weitere Erinnerungen von früher in mir hoch, und es fiel mir auch die große Wiese ein, die ich noch einmal sehen wollte. Ich ging also hinter das Haus und war völlig erstaunt; denn die riesengroße Wiese entpuppte sich als ein durchschnittliches Stück Rasen mit ein paar Büschen drauf. Das Nachfragen beim Nachbarn ergab auch, dass sich hinter diesem Haus seit ewigen Zeiten nichts verändert hat.

Wie kommt es also zu dieser Diskrepanz zwischen dem, was ich für real gehalten habe, und der Wiese, die ich jetzt entdeckte? Die Ursache liegt darin, dass ich damals, als kleines Kind, also in dem Moment, da ich »das innere Foto geschossen« habe, winzige Füße hatte und eine ganze Weile unterwegs war, um einmal quer über die Wiese zu kommen, was bei mir als kleinem Knirps den Eindruck unendlicher Weite machte; und dies wurde mit dem Bild gespeichert. Genauso war es mit den Büschen. Ich konnte damals noch nicht über einen normalen Tisch schauen, und die Büsche waren teilweise mehr als doppelt so groß wie ich, was dazu führte, dass sie als riesengroße Bäume gespeichert wurden.

Mit diesem inneren Bild, der Erinnerung an damals, lief ich über dreißig Jahre durch die Welt, bis ich als Erwachsener wieder auf dieser Wiese stand. Jetzt waren meine Füße deutlich größer, und ich benötigte nur ein paar Schritte, um die Wiese zu überqueren. Die Büsche gingen jetzt gerade noch bis zur Hüfte, und ich konnte locker drüberschauen. Das war jetzt meine neue Realität, Wahrheit und Wirklichkeit.

Was in uns gespeichert wird und welche Wirkung es auf uns hat, hängt ausschließlich von der subjektiven Wahrnehmung in dem entsprechenden Moment ab. Nachdem jeder Mensch zu einem Erlebnis eine unterschiedliche Wahrnehmung hat, wird auch jeder etwas anderes dabei abspeichern. Diesen Effekt kennen wir, wenn Zeugen zu einem Verkehrsunfall befragt werden. Jeder der Zeugen behauptet steif und fest, genau so, wie er es gesehen habe, sei es gewesen. Wenn zum Beispiel ein Unfall passiert und der Unfallverursacher flüchtet, der Vorgang jedoch von fünf Personen beobachtet wird, so kommt es nicht selten vor, dass bei der Beschreibung dieser fünf Personen das Auto des Unfallflüchtigen mal rot, mal blau und mal grün war. Doch jeder der Zeugen ist sich seiner absolut sicher ...

Von der Macht des Glaubens

Glaube ist: fest von etwas überzeugt sein, obwohl es der Verstand nicht fassen kann.

Eine Hummel hat eine Flügelfläche von 0,7 Quadratzentimetern und ein Körpergewicht von 1,2 Gramm. Nach allen Gesetzen der Physik und der Aerodynamik ist es unmöglich, dass ein solches Gebilde fliegt. Die Hummel weiß das nicht – und sie fliegt.

So wie es offensichtlich gut sein kann, etwas nicht zu wissen, um damit scheinbar Unmögliches zu erreichen, so wertvoll kann es sein, sich der eigenen mentalen Kräfte bewusst zu bedienen. Durch gezieltes Training von Körper, Geist und Seele sind den Menschen Leistungen möglich, die an Wunder grenzen. Spätestens seit den Erfolgen von Boris Becker ist das mentale Training im Sport bekannt geworden. Durch die Kraft der Vorstellung können auf diesem Weg Leistungsreserven abgerufen und bisherige Grenzen überschritten werden. Faszinierende Beispiele dafür sind Bergsteiger und Felskletterer. Sie schaffen es, oftmals ohne zusätzliche Sicherung, nur durch die Kraft, die sie in ihren Fingern haben, sich an Felsvorsprüngen entlangzuhangeln, wo jeder andere dies für unmöglich gehalten hätte. Fernöstliche Yogis schaffen es, auf einem Nagelbrett zu sitzen oder sich Eisenhaken durch die Haut zu ziehen und sich daran aufhängen zu lassen, ohne dass sie Schmerzen dabei empfinden. Sie haben sich durch entsprechende mentale Vorbereitung in einen Zustand versetzt, in dem die Schmerzempfindungen ausgeschaltet sind.

Übung

Mit der folgenden Übung können Sie versuchen, das subjektive Empfinden eines akuten Schmerzes zu verändern. Probieren Sie einmal, mit Ihrer Aufmerksamkeit und Konzentration an die Körperstelle zu gehen, die Ihnen Schmerzen verursacht. Wenn diese Stelle im Körper eine Farbe haben könnte, welche Farbe wäre das? Versuchen Sie jetzt einmal, diese Farbe zu verändern, indem Sie sich diese Farbe kräftiger und intensiver vorstellen, und beobachten Sie, ob diese Veränderung einen Einfluss auf Ihr Schmerzempfinden hat.

Nun stellen Sie sich die Farbe einmal etwas schwächer oder blasser vor. Wie ist das Schmerzempfinden jetzt? Verändert sich Ihr Schmerzempfinden, wenn Sie sich statt Schwarz eher Weiß an derselben Stelle vorstellen? Wie ist die Wirkung bei einem Grauton? Einen weiteren Versuch können Sie mit einer anderen Farbe machen, wie wirken Grün, Rot, Blau, Gelb, Violett, Braun und so weiter? Gehen Sie gedanklich einfach mal die gesamte Farbpalette durch und überprüfen Sie die Wirkung.

Wenn Sie sich jetzt vorstellen, Ihr Körper selbst beziehungsweise die schmerzhafte Körperstelle könnte sich selbst eine Farbe für den idealen, gesunden Zustand aussuchen, welche Farbe wäre das dann? Versuchen Sie einmal, sich diese ideale Farbe an der schmerzhaften Stelle vorzustellen, und spüren Sie, ob es einen Einfluss auf den Schmerz hat. Wenn die Farbe, die Ihnen am besten gefallen hat, und die ideale Farbe des Körpers unterschiedlich sind, probieren Sie in der Vorstellung einmal, diese Farben zu mischen, und prüfen Sie, welche Wirkung das hat. Sie können weiter mit allen möglichen Farbvarianten spielen, bis Sie die Farbe gefunden haben, die den größten Einfluss auf Ihr Schmerzempfinden hat. Dann versuchen Sie, sich diese Farbe an der schmerzenden Stelle intensiver vorzustellen und beobachten die Wirkung auf Ihr Schmerzempfinden.

Hinweis: Diese Übung ersetzt natürlich auf keinen Fall einen Arztbesuch oder eine genaue Untersuchung der körperlichen Ursache des Schmerzes.

Ähnliche mentale Leistungen werden von denen vollbracht, die in der Lage sind, Säure zu trinken, ohne dass sie Verätzungen davontragen. Es gibt Menschen, die über einen langen Zeitraum ohne jegliche Zufuhr von Nahrung oder Flüssigkeit leben. Dieser Prozess der sogenannten Lichtnahrung bedarf einer gründlichen geistigen Vorbereitung. Jeder Arzt würde garantieren, dass der Mensch nach wenigen Tagen, ohne zu trinken, an Nierenversagen stürbe.

Welch enorme Wirkung es haben kann, woran wir glauben, können die folgenden Beispiele aufzeigen. Der erste Fall handelt von einem Mitarbeiter eines Serviceunternehmens, das darauf spezialisiert war, Kühlhäuser zu reinigen. Der Mann ging an einem Freitagmittag in das Kühlhaus eines Kunden und begann mit den Reinigungsarbeiten. Durch unglückliche Umstände fiel die Tür des Hauses zu, und die Notentriegelung von innen war defekt. Da alle anderen Kollegen schon Feierabend hatten und auf dem Weg ins Wochenende waren, blieb der Mitarbeiter im Kühlhaus eingesperrt. Montag früh, bei Arbeitsbeginn, wurde das Kühlhaus wieder geöffnet, und der eingeschlossene Kollege lag da und war tot. Die Feststellung der Todesursache ergab eindeutige Symptome von Erfrierungen. Das Fatale, aber Interessante daran war die Tatsache, dass das Kühlhaus schon vor Beginn der Reinigungsarbeiten abgeschaltet worden war und dort keine Temperaturen mehr herrschten, die ausgereicht hätten, um jemanden erfrieren zu lassen. Das wusste der Mitarbeiter allerdings nicht, und er war in dem festen Glauben, den Kältetod sterben zu müssen ...

Ein ähnlich markanter Fall war der des jungen Mannes, dem nach einer Blutentnahme der Befund mitgeteilt wurde, dass er

HIV-positiv sei. Im Laufe der nächsten drei Jahre entwickelte dieser Mann alle Symptome der Aidserkrankung. Durch eine spätere Routineüberprüfung im Labor wurde zufällig festgestellt, dass damals zwei Blutproben vertauscht worden waren und das Blut des jungen Mannes völlig unauffällig war. Aufgrund der Befunderöffnung hatte er jedoch so sehr daran geglaubt, infiziert zu sein, dass sein Körper darauf reagierte und er alle entsprechenden Symptome entwickelte.

Welch enorme Wirkung es hat, woran wir glauben, ist auch daran festzustellen, dass viele Krebspatienten ziemlich präzise zu dem Zeitpunkt sterben, den der Arzt als Ende der Restlebenszeit genannt hat. Wenn er bei der Befunderöffnung sagt: »Sie haben noch etwa drei Monate«, so ist es sehr oft der Fall, dass der Patient nicht nach zehn Wochen stirbt oder sogar noch vierzehn Wochen lebt, sondern exakt noch zwölf. So, wie es prophezeit worden war.

Die Macht des Glaubens wird auch bei der Einnahme von Medikamenten deutlich. Jeder kennt inzwischen den Begriff des »Placebos«, von dem schon im Abschnitt »Die Selbstheilungskräfte des Körpers« die Rede war.

Glauben Sie also an Ihre Heilung?

Fallbeispiele aus der Praxis

Beispiele für die Heilung

Auf den folgenden Seiten werde ich Ihnen anhand von zwei Beispielen aufzeigen, auf welche Art die Seele in Form der Krebserkrankung durch den Körper gesprochen hat. Zum Schutz der Patienten wurden die biographischen Angaben und Erlebnisinhalte von mir leicht verändert, was jedoch auf die Aussage der Beispiele keinen Einfluss hat. Bitte beachten Sie, dass in diesen Beschreibungen nur das absolute Konzentrat des therapeutischen Prozesses und die wichtigsten Schritte in Auszügen wiedergegeben werden können. Der gesamte Vorgang ist wesentlich umfangreicher und komplexer. Was Sie hier in zwei Minuten lesen können, ist der wesentlichste Inhalt eines mehrstündigen beziehungsweise -tägigen Ablaufs.

Die Beispiele für eine Heilung sind nach dem folgenden Schema aufgebaut:

- *Person:* Geschlecht, Alter, Art der Erkrankung.
- *Thema:* vom Patienten gewählter Schwerpunkt des therapeutischen Arbeitens.
- *Biographie:* wichtigste beruflichen und privaten Merkmale.
- *VG:* vorherrschendes Gefühl.
- *PG:* Primärgefühl.

- *Situationen:* bewusst erinnerte und markante Lebensereignisse mit dem Primärgefühl, *Beschreibung mit den Worten des Patienten.*
- *VT:* Situation, an der die Veränderungstechnik eingeübt wurde.
- *US:* tatsächliche Ursprungssituation.
- *Gedanke.*
- *Gedanke über sich.*
- *Beschluss.*
- *Körperliche Reaktion.*
- *Lösung.*
- *Neuer Gedanke.*
- *Neuer Gedanke über sich.*
- *Neuer Beschluss.*
- *Ergebnis:* Befinden des Patienten nach dem therapeutischen Prozess und nachfolgende Krankheitsentwicklung.

Beispiel 1

Person: männlicher Patient, 56 Jahre, Lungenkrebs, inoperabel.

Thema: herausfinden, ob es Zusammenhänge gibt zwischen der Arbeitsüberlastung, Midlife-Crisis und der Krebserkrankung.

Biographie: Leiter des Controllings der deutschen Niederlassung eines weltweiten Unternehmens, europaweite Reisetätigkeiten und zirka fünfzig bis sechzig Stunden Arbeitszeit wöchentlich. Seit 28 Jahren verheiratet, zwei erwachsene Söhne, stabile und herzliche, liebevolle Beziehungen.

VG: Unsicherheit.

PG: ohnmächtig.

Situationen: »Obwohl ich eine steile Karriere gemacht habe und immer die Stufen der Erfolgsleiter nach oben gestolpert bin, war ich stets von dem Gefühl ›Es reicht nicht‹ begleitet. Dies war immer dann besonders stark, wenn ich meinem Chef oder dem Vorstand etwas präsentieren musste.

Ich war mit meinen Söhnen in Italien im Urlaub, als meine Frau mich auf dem Handy anrief und mir mitteilte, dass mein bester Freund, den ich schon seit der Kindergartenzeit hatte, einen Autounfall hatte und verstorben ist.

Ich hatte einen herrischen Vater, dem ich nichts recht machen konnte. Wie sehr ich mich auch angestrengt hatte, es gab immer etwas zu kritisieren. Mit ein paar anderen Jungs aus meiner Grundschulklasse zusammen sind wir mal an einer Baustelle über den Zaun geklettert und haben uns aus dem Baumaterial Pfeil und Bogen gebastelt. Natürlich haben wir damit rumgeschossen, und ein Pfeil prallte ab und blieb bei einem der Jungs im Bein stecken. Als mein Vater davon erfuhr, schaute er mich nur böse an und sagte: ›Außer für Dummheiten bist du wohl zu nichts zu gebrauchen.‹

Bevor mein Opa an Krebs gestorben ist, wollte er uns Enkel alle noch mal sehen. Wir mussten zu ihm ans Bett und seine Hand halten. Das hat sich ekelhaft angefühlt, und ich habe auch seinen komischen Geruch heute noch in der Nase. Am liebsten wäre ich aus dem Zimmer gerannt, wusste aber, dass ich das nicht darf.«

VT: am Bett des sterbenden Großvaters. »Ich kann mir jetzt vorstellen, dass zwar alle Enkel rund um das Bett stehen, ich jedoch einen Platz am Fußende von ihm habe und nicht so dicht zu ihm hinmuss. Dann ist auch der unangenehme Geruch nicht mehr da, und ich fühle mich deutlich besser.«

US: »Es ist dunkel um mich herum, es ist nachts. Ich spüre, wie ich in meinem Gitterbett sitze und vor Angst schreie. Ich hab wohl etwas Schlimmes geträumt. Auf mein Schreien reagiert niemand, meine Eltern sind wohl nicht zu Hause.«

Gedanke: »Warum kommt denn keiner?«

Gedanke über sich: »Ich bin nichts wert.«

Beschluss: »Ich muss mich anstrengen.«

Körperliche Reaktion: Der Körper reagierte damals mit einer Verspannung des Brustkorbes und einer unregelmäßigen und flachen Atmung, was für den Patienten spürbar mit seiner Krebserkrankung zusammenhing.

Lösung: »Ich könnte mir vorstellen, dass meine Schwester, die im Zimmer nebenan schläft, mein Schreien hört und kommt.«

Neuer Gedanke: »Es ist jemand da.«

Neuer Gedanke über sich: »Ich bin liebenswert.«

Neuer Beschluss: »Ich achte auf mich und meine Bedürfnisse.«

Ergebnis: Darauf reagierte der Körper mit einer deutlichen Entspannung des Brustkorbs und einer tieferen Atemmöglichkeit für den Patienten. Sechs Monate später berichtete er, dass sich der Krebs zurückbildete und sein Lungenvolumen bereits wieder um 1,8 Liter gestiegen sei. Weitere neun Monate später war bei einer Nachuntersuchung kein Krebs mehr zu erkennen.

Beispiel 2

Person: Patientin, 43 Jahre, Brustkrebs links, brusterhaltend operiert, keine Chemotherapie, von Geburt an kleinwüchsig und eine verkrümmte Wirbelsäule.

Thema: Die Patientin wollte ihre Zwänge ablegen, sie glaubte, in dem Tumor sammelten sich ihre Zwänge.

Biographie: verheiratet, zwei Kinder, freiberuflich als Grafikerin tätig, Ehe und soziales Umfeld zufriedenstellend.

VG: Zwang.

PG: ohnmächtig.

Situationen: »Schlimm ist es im Alltag, wenn ich miterleben muss, dass meine Kinder trotz vieler Ermahnungen nicht aufräumen. Egal, ob ich es über Belohnung oder Strafe versuche, sie tun es einfach nicht. Damit es ordentlich aussieht, räume ich dann selbst auf und ›bestrafe‹ mich auch noch damit, dass ich abends stundenlang bügele oder andere Hausarbeit mache. Obwohl ich weiß, dass es unsinnig ist, kann ich es nicht lassen.

Mit etwa vier Jahren wunderte ich mich über den dicken Bauch meiner Mutter. Irgendwann erzählte sie mir, dass ich ein Brüderchen bekommen sollte. Ich war sauer auf meine Eltern, denn ich dachte, sie hätten mich wenigstens fragen können, ob ich das wollte. Als mein Bruder dann da war, musste ich ihn bei der Taufe auch noch im Arm halten. Am liebsten hätte ich ihn fallen gelassen und wäre davongelaufen.

Ich war noch klein, als wir wieder einmal meine Großeltern besuchten. Die Erwachsenen saßen bei Kaffee und Kuchen zusammen, und ich ging auf Entdeckungsreise durch das Haus. Dabei fand ich auch die Holzluke, die in den Vorratskeller führte. Ich nahm meinen ganzen Mut zusammen und stieg hinab. Es roch kalt und modrig, mich reizten jedoch die vielen Einmachgläser mit dem Obst. Also ging ich weiter nach hinten in den Keller und versuchte, ein Glas zu öffnen. Plötzlich fiel oben die Luke zu, und ich saß im Dunkeln. Ich tastete mich vor, die Stufen nach oben bis zur Luke und hämmerte dagegen. Ich konnte noch so laut schreien, es kam niemand.«

VT: »Statt nur mit meinen Fäusten gegen die Luke zu hämmern, kann ich mir vorstellen, dass ich auch mit irgendetwas Hartem, das sich im Keller findet, gegen die Luke und die Regale schlage. Das ist dann viel lauter und wird von den Erwachsenen gehört. Jetzt geht die Luke auf, und ich kann mich jemandem in die Arme werfen, der mich tröstet.«

US: »Ich spüre, wie ich geboren werde, und merke das Entsetzen der Hebamme und meiner Mutter, als sie meine Behinderung sehen. Meine Mutter sagt noch laut: ›O Gott, welche Strafe!‹«

Gedanke: »Es ist doch nicht so schlimm.«

Gedanke über sich: »Ich bin nicht gut genug.«

Beschluss: »Ich muss es allen recht machen.«

Körperliche Reaktion: ein Zusammenziehen der Schulter- und Nackenmuskulatur.

Lösung: »Ich kann mir vorstellen, dass meine Mutter mich trotz meiner leichten Behinderung liebevoll annimmt, denn ich war ihr erstes Kind und auch gewünscht. In meinem neuen Film nimmt sie mich liebevoll in die Arme und flüstert mir zu: ›Das schaffen wir schon.‹«

Neuer Gedanke: »So ist es gut.«

Neuer Gedanke über sich: »Ich bin trotzdem in Ordnung.«

Neuer Beschluss: »Ich kann mich zeigen, wie ich bin.«

Ergebnis: Die Patientin verspürte körperliche Reaktionen mit zwei Schwerpunkten. Sie beschrieb eine »Leichtigkeit« in der Brust und eine Entspannung der Rückenmuskulatur. Eine schulmedizinische Untersuchung zeigte nach drei Monaten einen Rückgang des Tumors und, begleitet von Krankengymnastik, nach einem halben Jahr eine Streckung der Wirbelsäule.

Was der Heilung im Wege
stehen kann

Es gibt immer wieder Patienten, die trotz aller Ursachenfindung und Lösung nicht gesund werden. Dies kann mehrere Gründe haben.

Eine Krebserkrankung bringt zahlreiche Veränderungen der bisher gewohnten und eingefahrenen Lebenssituation mit sich. So schrecklich die Diagnose, so groß die erste Hilflosigkeit ist, so deutlich sind für manche Patienten auch gewisse Vorteile, welche die Krankheit begleiten. Was auf den ersten Blick verrückt klingt – Krebs und Vorteile –, kann auf den zweiten Blick verständlich werden. Patienten berichten zum Beispiel immer wieder davon, wie wohltuend es sei, plötzlich die große Aufmerksamkeit ihres Umfelds zu genießen.

»Ich hatte zum ersten Mal das Gefühl, meiner Familie wichtig zu sein«, lautet die Aussage einer Betroffenen, die das deutlich macht.

Ein 58-jähriger Mann mit einem Prostatakarzinom beschrieb es folgendermaßen: »Der Krebs wurde festgestellt, aber noch nicht operiert. Ich habe keine Schmerzen, und wenn ich nicht ab und zu das Blut im Urin hätte, würde ich gar nicht daran denken. Was ich jedoch genieße, ist es, jetzt krankgeschrieben zu sein; und wenn die Untersuchung beim Amtsarzt gut verläuft, kann ich vorzeitig in Rente gehen.«

Was diese Eindrücke beschreiben, nennt man im psychotherapeutischen Kontext den »sekundären Krankheitsgewinn«.

»Ich habe zwar Angst, dass mir vielleicht meine Brust abgenommen wird, weil ich nicht weiß, wie mein Mann darauf reagiert. Im Moment ist er jedoch so liebevoll und fürsorglich, wie ich es mir immer gewünscht habe. Also werde ich diesen

Zustand noch eine Weile genießen.« Auch das ein Beispiel dafür, welchen Vorteil selbst eine Krankheit wie Krebs haben kann. Mehr oder weniger bewusst stellen sich die Patienten dann auch die Frage, wie intensiv sie wirklich geheilt werden möchten.

Ein weiterer Hinderungsgrund für eine mögliche Gesundung ist das Thema »Verantwortung«. Manche Patienten spüren im Laufe des therapeutischen Prozesses, dass es erforderlich ist, grundlegende Entscheidungen über ihre Lebensweise zu treffen. Ihr Gefühl sagt ihnen auch ganz deutlich, dass sie gesund werden könnten, wenn sie diese Änderungen vollzögen. Manchmal ist damit ein Berufswechsel, eine Änderung des Wohnorts oder sogar die Aufgabe einer Beziehung verbunden. Diesen Schritt zu gehen erfordert nicht nur viel Mut und Kraft, sondern auch die tiefste Bereitschaft, die Verantwortung dafür zu übernehmen.

Es ist sicherlich nicht einfach, wenn eine alleinerziehende brustkrebskranke Mutter spürt, dass sie bei einem Verbleib an ihrem Arbeitsplatz nicht gesund werden kann und die Firma wechseln muss. Es droht eine vorübergehende Arbeitslosigkeit, vielleicht muss die kleine Familie mit weniger Geld auskommen, möglicherweise müssen Kinder die Schule wechseln oder Ähnliches. An dieser Stelle des Prozesses kommt es durchaus schon einmal vor, dass ein Patient mir sagt: »Ich spüre genau, so könnte es gehen, aber meine Angst vor dem, was dann kommt, ist noch größer.« Dann muss erst diese Zukunftsangst bearbeitet und gelöst werden, damit der Heilungsprozess der Krebserkrankung stattfinden kann.

Einen anderen Hinderungsgrund für eine Heilung hat Nelson Mandela vor vielen Jahren in einer Rede angesprochen. Er sagte sinngemäß, dass unsere größte Angst die Angst vor dem eigenen Potenzial ist. So seltsam es auch klingen mag, genau das verhindert manchmal die Heilung. Sie als Betroffene wissen ganz genau, was Sie alles schon auf sich genommen haben, um wieder gesund zu werden. Sie haben eine große Anzahl Versuche durch die unterschiedlichsten Methoden und Verfahren unternommen. Irgendwann waren Sie dann bereit, sich auch mit den psychischen und seelischen Ursachen Ihrer Krankheit auseinanderzusetzen. Ich erlebe immer wieder, dass Patienten, die diesen Weg gegangen sind, an der entscheidenden Stelle im therapeutischen Prozess spüren, dass ab sofort eine Heilung möglich wäre.

Die ehrliche Aussage einer 42-jährigen Patientin mit Unterleibskrebs macht es besonders deutlich: »Ja, ich spüre ganz genau, wenn ich den nächsten Schritt auch noch gehe, bildet sich mein Krebs zurück, und ich werde gesund. Und das alles ausgelöst durch die wenigen Sitzungen Therapie. Was muss da noch alles in mir stecken und möglich sein? Aber wenn ich das jetzt schaffe, habe ich künftig keine Ausrede mehr, weil ich dann alles schaffen kann.«

An dieser Stelle hat die Patientin den therapeutischen Prozess abgebrochen mit der Begründung, es erst einmal mit dem neuen Mittel der Chemotherapie zu probieren, das im Rahmen einer Studie empfohlen wurde.

Jeder Krebskranke hat nur einen Wunsch, er will um jeden Preis wieder gesund werden. Auf den ersten Blick eine nachvollziehbare und schlüssige Aussage. Die Psyche des Menschen ist jedoch um einiges vielschichtiger, als weithin angenommen wird. Deshalb gibt es Zusammenhänge im Innenleben von Patienten, die dem Weg zur Gesundung entgegenstehen.

Hier ein weiteres Beispiel: eine 62-jährige Patientin mit einem metastasierenden Leberkarzinom. Die Schulmedizin hatte sie bereits aufgegeben und als austherapiert nach Hause entlassen. Sie hat sich, gemeinsam mit ihrem Mann und ihren beiden erwachsenen Töchtern, schon intensiv mit dem Thema

»Tod und Sterben« auseinandergesetzt. Jeder wusste, wie sie sich den Abschied aus dem Leben wünschte, und auch die Einzelheiten der Beerdigung waren besprochen. Durch eine Empfehlung kam sie in meine Praxis und wollte die Therapie unbedingt durchführen.

Auch bei ihr gab es an der entscheidenden Stelle im Prozess eine erstaunliche Wende: »Wenn ich jetzt wieder gesund werde, waren ja alle Gespräche und Vorbereitungen umsonst. Dann hätte ich das komische Gefühl, alle enttäuscht zu haben.« Mit dieser Erkenntnis brach die Patientin die Therapie ab und verstarb acht Monate später, so, wie sie es mit ihren Angehörigen durchgesprochen hatte. Alle Versuche, sie davon abzuhalten, waren vergeblich.

Balsam für die Seele:
Ein 30-Tage-
Übungsprogramm

Bevor Sie mit diesem Programm beginnen, das in der Ich-
form verfasst ist, lesen Sie sich am besten erst einmal ganz
durch, was es an den einzelnen Tagen zu tun gibt. Wenn Sie
sich dafür entscheiden, dann versuchen Sie, dieses Programm
konsequent und regelmäßig durchzuführen. Nach Ablauf der
dreißig Tage können Sie wieder von vorn anfangen oder sich
ein eigenes Programm zusammenstellen.

Besorgen Sie sich dazu ein schönes Heft, ein Ringbuch oder
eine Kladde, worin Sie am Ende eines jeden Tages die Veränderungen Ihres Seelenlebens eintragen können.

Ich wünsche Ihnen viel Freude dabei.

1. Tag

Ich setze mich mit Papier und einem Stift hin und überlege,
was denn nach den dreißig Tagen anders sein soll. Dies be-
schreibe ich so genau wie möglich, also statt »besser fühlen«
eher: »Wenn ich wieder zur Chemo gehe, ist beim Betreten der
Klinik das flaue Gefühl im Magen weg, und stattdessen fühle
ich mich sicher und bin gelassen.«

Bei den Veränderungen, die ich mir durch das 30-Tage-Programm wünsche, berücksichtige ich alle Lebensbereiche: Gesundheit, Finanzen, Beziehungen, den Umgang mit Familienangehörigen und so weiter.

Ich nehme meine Notizen heute mehrmals in die Hand, um sie mit meinen Ideen immer wieder zu ergänzen. Dies mache ich so oft, bis ich am Abend zufrieden bin.

2. Tag

Heute befasse ich mich mit meinen Ernährungsgewohnheiten und schreibe auf, was ich anders machen könnte. Auf welche »Nahrungs«mittel kann ich verzichten und welche »Lebens«mittel könnten mir noch guttun?

Ich entrümpele meinen Kühlschrank und die Vorratskammer und gehe in einem Bioladen oder den Naturkosthandel Neues einkaufen. Um meinem Körper etwas Gutes zu tun, bewege ich mich heute mindestens fünfzehn Minuten an der frischen Luft.

3. Tag

Ich bin bereit, mich von verschiedenen Aspekten meiner Vergangenheit zu lösen. Dazu gehört es auch, dass ich mich von bestimmten Gegenständen verabschieden kann. Ich durchforste meine Wohnung, mein Haus, meinen Keller, den Dachboden und die Garage und entsorge alles, was ich nicht mehr benötige.

Als Belohnung dafür gönne ich mir ein gutes Stück Kuchen, ein Glas Wein oder eine sonstige »kleine Sünde«.

4. Tag

Heute beachte ich ganz besonders meine Atmung. Ich beobachte mich selbst, in welchen Situationen ich wie tief oder auch wie flach atme.

Im Laufe des Tages nehme ich mir fünf Minuten Zeit, setze mich ruhig und mit geradem Rücken hin und versuche wahrzunehmen, ob es für meine Lunge einen Unterschied macht, wenn ich durch den Mund oder die Nase atme. Ich probiere aus, wie es ist, durch die Nase zu atmen und ein Nasenloch zum Einatmen und das andere zum Ausatmen zu nehmen. Dabei halte ich mit einem Finger das andere Nasenloch zu. Ohne ein bestimmtes Ziel erreichen zu wollen, beobachte ich nur, wie es für mich ist.

Jetzt versuche ich, durch beide Nasenlöcher ein- und auszuatmen, und stelle mir dabei vor, wie ich die Luft gezielt in den linken oder den rechten Lungenflügel atmen kann. Ich kann mich dazu vor einen Spiegel setzen und beobachte dabei meinen Oberkörper.

5. Tag

Ich schreibe auf, mit welchen Menschen ich aufgrund meiner Erkrankung bereits zu tun hatte. Dann unterstreiche ich die Namen der Personen, die etwas besonders Angenehmes für mich getan haben. Ich überlege mir, auf welche Art und Weise ich mich bei ihnen dafür bedanken kann. Vielleicht eine nette Postkarte, ein kleiner Brief, eine Blume, ein Gutschein für einen Kinobesuch oder Ähnliches.

6. Tag

Heute gilt die Aufmerksamkeit erneut meinem Körper. Ich versuche wieder, mindestens fünfzehn Minuten Bewegung an der frischen Luft zu bekommen.

Was kann ich meinem Körper sonst noch Gutes tun? Schwimmen, in die Sauna gehen, mich massieren lassen, eine neue Frisur, einen neuen Lippenstift oder Ähnliches.

7. Tag

»Am siebten Tage sollst du ruhn«: Das gilt heute auch für mich. Ich gestalte diesen Tag zu einem ganz besonderen Ruhetag, und zwar nach meinen Vorstellungen. Falls ich Familie und Angehörige habe, unterrichte ich sie davon, dass heute mein Ruhetag ist.

Ich suche mir einen besonders schönen Platz aus; und wenn mir danach ist, lege ich die Füße hoch. Eine Kanne Tee, etwas zu essen und ein gutes Buch gehören vielleicht dazu. Ich achte besonders auf meinen Pulsschlag und meine Atmung, bis ich das Gefühl habe, wirklich ruhig zu sein. Dann versuche ich zu spüren, wie sich diese Ruhe auf meinen Krebs auswirkt.

8. Tag

Nach dem Ruhetag werde ich heute wieder aktiv. Ich probiere aus, ob ich es schaffe, mich 25 Minuten an der frischen Luft zu bewegen. Ebenso führe ich meine Entrümpelungsaktion weiter durch.

9. Tag

Wenn ich an meine Vergangenheit denke, so fallen mir sicher Situationen ein, in denen mich jemand durch seine Taten oder Worte verletzt hat. Heute mache ich mir einmal Gedanken darüber, ob dieser Mensch irgendwelche Gründe für sein Verhalten hatte. Finde ich Vermutungen dafür, so kann ich ausprobieren, ob ich vielleicht Verständnis für sein Handeln zu entwickeln vermag; und möglicherweise kann ich ihm sogar verzeihen.

10. Tag

Dies wird ein kreativer Tag. Wenn ich Lust habe, gehe ich in ein Museum, ins Kino oder in eine Ausstellung. Genauso gut kann ich auch selbst etwas gestalten. So wie in meiner Kindheit kann ich aus Papier kleine Schiffchen und Flugzeuge basteln, Steine bemalen, einen Strauß aus Wiesenblumen sammeln, vielleicht etwas nähen, stricken oder häkeln. Möglicherweise reichen auch Buntstifte und Papier aus. Wenn ich handwerklich begabt bin, kann ich etwas schnitzen oder für einen lieben Menschen etwas basteln.

11. Tag

Ich versuche, auf irgendeinem Weg Kontakt zu Menschen aufzunehmen, die Erfahrungen mit ungewöhnlichen Heilungen gemacht haben. Ich kann sie über verschiedene Foren im Internet finden, suche in entsprechenden Büchern nach Adressverzeichnissen, wende mich an Selbsthilfegruppen, blättere in Gesundheitszeitschriften und Ähnliches. Wenn ich Kontakt bekommen habe, bitte ich die Menschen darum, mir von ihren Erfahrungen zu berichten, und lasse es in Ruhe auf mich wirken.

12. Tag

Heute tue ich etwas für andere. Ich gehe in ein Altersheim und frage, ob ich dort jemandem etwas vorlesen darf oder auf einem Spaziergang begleiten kann. Ich frage eine alleinerziehende Mutter, ob ich ihr beim Einkauf helfen darf. Vielleicht kann ich dem örtlichen Kindergarten meine Hilfe anbieten, oder ich wende mich an die Sozialverbände in meinem Ort, die ich in den Gelben Seiten finden kann. Irgendetwas fällt mir ein, was ich für andere tun könnte.

13. Tag

Wo gab es in meiner Vergangenheit Beziehungen, die einfach »eingeschlafen« sind? Ich überlege, ob ich auf irgendeine Art und Weise mit einzelnen dieser Personen wieder Kontakt aufnehmen möchte. Wenn ja, versuche ich das mit einer netten Überraschung.

14. Tag

Mein Körper bekommt wieder Bewegung, und zwar mindestens 25 Minuten. Ab heute gewöhne ich mir auch an, statt den Fahrstuhl zu benutzen, die Treppen zu Fuß zu gehen. Auch wenn ich am Anfang nur einen Stock früher aus dem Aufzug steige und den Rest gehe.
Ich kontrolliere heute wieder meine Ernährungsgewohnheiten und achte noch bewusster auf gute Lebensmittel.

15. Tag

Heute ist Halbzeit des Programms. Ich gönne mir einen besonderen »Balsam für die Seele«. Dies kann ein neues Kleidungsstück sein, Schmuck, ein Buch, eine neue CD oder etwas Ähnliches. Egal, was ich mir Neues zulege, es soll mich ständig daran erinnern, dass ich mitten in einem Programm stehe, das mein Seelenleben verändert und sicherlich gut für meine Gesundheit ist.

16. Tag

Wen habe ich in der letzten Zeit durch irgendetwas verletzt, brüskiert oder zurückgewiesen? Ich nutze den Tag, um diesen Menschen zu erklären, wie es in meinem Gefühlsleben aussieht und dass ich einfach nicht anders handeln konnte. In irgendeiner Form bitte ich sie um Nachsicht und Verständnis.

17. Tag

Ich mache einen Ausflug in die Natur. Ich achte besonders auf die Vielfalt der verschiedensten Farben und Formen, die mir begegnen. Wenn ich mag, lasse ich die unterschiedlichen Düfte auf mich wirken; und wenn ich einen besonders schönen Baum finde, so lehne ich mich mit dem Rücken daran und spüre, wie die Kraft und Lebenserfahrung des Baums auf meine Seele wirkt.

18. Tag

Auch wenn es ein unangenehmes Thema ist, so befasse ich mich heute einmal mit dem Tod und dem Sterben. Wie hätte ich es denn gern, wenn es doch so weit kommen sollte? Habe ich meinen Letzten Willen klar genug beschrieben und alle wichtigen Unterlagen sortiert? Wie wünsche ich mir meine Abschiedsfeier von dieser Welt? Auch wenn ich von Krebs geheilt bin, muss ich mich irgendwann einmal damit auseinandersetzen, also mache ich es gleich.

19. Tag

Obwohl der heutige Tag zur Gegenwart gehört, befasse ich mich gedanklich mit meiner Zukunft. Ich überlege mir, wie der folgende Satz weitergehen könnte: »Wenn ich wieder ganz gesund bin, dann ...« Ab sofort treffe ich Vorbereitungen, damit genau das alles stattfinden kann.

20. Tag

In meiner Vergangenheit habe ich schon zahlreiche schwierige Situationen gemeistert und überstanden. Ich schreibe einmal auf, welche meiner Eigenschaften und Fähigkeiten mir dabei geholfen haben. Dann mache ich mir Gedanken darüber, wie ich diese Eigenschaften und Fähigkeiten bei der Bewältigung meiner Krebserkrankung einsetzen kann.

21. Tag

Ab heute steigere ich mein Bewegungspensum auf zweimal dreißig Minuten in der Woche und führe dies konsequent durch. Ich blättere in diesem Buch noch einmal zurück und überarbeite alle meine Angaben zu den bisherigen Übungen.

22. Tag

Es gibt Menschen in meinem Umfeld, die noch keine Ahnung von meiner Krankheit haben, dies jedoch wissen sollten. Heute fasse ich mir ein Herz und öffne mich einem von ihnen. Ich erzähle ihm von meinem Zustand, meinen Gefühlen, meinen Ängsten und meinen Hoffnungen. Am Ende des Gesprächs werde ich diesen Menschen bitten, etwas ganz Bestimmtes, natürlich im Rahmen des Zumutbaren für mich zu tun.

23. Tag

Dieser Tag gehört den alternativen Heilmethoden. Ich versuche, über das Internet oder Bücher sowie Zeitschriften etwas darüber zu erfahren. Wenn mich eine bestimmte Methode besonders anspricht, versuche ich, jemanden zu finden, der sie bei mir anwenden kann. Ich nehme Kontakt mit diesem Menschen auf und entscheide mich nur dann für eine Behandlung, wenn ich ein wirklich gutes Gefühl habe.

24. Tag

Zuweilen fühle ich mich total »genervt« von der Art, wie manche Leute mit mir umgehen. Um mich davor zu schützen, probiere ich etwas Gewagtes aus. Ich hänge mir ein Schild um, auf dem steht: »Bitte kein Mitleid«, »Ratschläge sind auch Schläge« oder »Ja, danke, mir geht's gut« oder etwas Vergleichbares.

25. Tag

Heute plane ich eine Überraschungsfeier. Der Grund dafür könnte sein: Ich bin seit drei Wochen aus der Klinik, schon fünf Monate sind seit der Diagnose vergangen, der Tumormarker ist zum dritten Mal hintereinander gesunken, nach Meinung des Arztes ist doch keine weitere Operation erforderlich – oder ein ähnlicher, feiernswerter Anlass. Dazu lade ich nur die Menschen ein, die eine solche Feier auch verstehen und sich wirklich mit mir freuen.

26. Tag

Nach Möglichkeit gehe ich heute in ein Krankenhaus und da in den Vorraum der Notaufnahme, in den Wartebereich der Intensivstation oder auch die Kinderabteilung. Dort mache ich mir besonders bewusst, dass es auch andere Menschen gibt, die Schwieriges zu bewältigen haben und denen es vielleicht sogar noch schlechter geht als mir.

27. Tag

Beim Einkaufen besorge ich mir nach Möglichkeit einige Obstsorten, die ich bisher noch nicht gegessen habe. Zu Hause wasche und schneide ich das Obst und lege es ausgebreitet vor mich hin. Ich gehe bewusst damit um und schaue mir genau die unterschiedlichen Farben und Formen an, spüre die Festigkeit der Schalen, der Ränder und des Inhalts. Jedes einzelne Obststück beschnuppere ich intensiv und achte auf meine Wahrnehmung.

Ganz zum Schluss lege ich mir jedes Stück einzeln auf die Zunge, kaue es langsam und spüre den Geschmack. Was habe ich jetzt alles neu erfahren?

28. Tag

Heute führe ich die Sinnesschulung weiter fort und gehe mit geschlossenen oder sogar verbundenen Augen durch ein Zimmer. Ich gehe ganz langsam mit ausgestreckten Armen. Und sobald meine Hände etwas erfassen, betaste ich es ganz genau. Dabei achte ich auf die Oberfläche, die Temperatur, die Festigkeit und so weiter. Zum Schluss der Übung stelle ich mich mit verbundenen Augen vor meinen Kleiderschrank und probiere aus, ob ich ertasten kann, welches Kleidungsstück ich gerade in die Hand genommen habe.

29. Tag

Dies ist der Tag für mein kleines inneres Kind. Es darf sich heute etwas wünschen, und ich verspreche ihm, dass es erfüllt wird. Vielleicht ein Besuch im Zirkus oder im Zoo, eine Runde Mau-Mau spielen oder Domino, ein paar Lego-Steine aufeinander-bauen oder einen lustigen Zeichentrickfilm anschauen.

30. Tag

Der letzte Tag in diesem Seelenprogramm ist ein ganz besonderer: Ich nehme mir frei von allem, was ich tun sollte, und lasse einfach meine Seele baumeln. Ich sorge für maximales Wohlbefinden und Genuss.

Dank

Es fällt mir schwer, meinen Dank in »herzlichst« und »allerherzlichst«, in »tiefst« und »zutiefst«, in »innig« und »innigst« oder ähnliche Qualitätsstufen zu unterteilen. Deshalb sage ich einfach *danke* an:

Dr. Walter Weber und sein Team, durch dessen Offenheit und konstruktive Zusammenarbeit ich die Grundlagen für mein therapeutisches Arbeiten gefunden habe.

Dr. Susann Böhm für den inspirierenden Austausch in der gemeinsamen Behandlung ungewollt kinderloser Paare.

Dr. Susanne Wallnhöfer für die Bereitschaft, die ärztliche Leitung bei verschiedenen Projekten zu übernehmen.

Jasmin Harde und Anke Könemann, deren Kommunikationsstil mich nachhaltig beeinflusst hat.

Allen Teilnehmern an bisherigen Seminaren und Ausbildungen, durch deren Fragen, Kritik und Anregungen ich mich persönlich und meine therapeutische Arbeit weiterentwickeln konnte.

Allen Kollegen aus dem helfenden und therapeutischen Umfeld, die mich durch konstruktive Kritik und Diskussionen auf meinem Weg weitergebracht haben.

Allen Patienten, die mir ihr Vertrauen geschenkt und sich in unvergleichlicher Weise geöffnet haben.

Alle, die hier noch aufgeführt sein sollten, mir jedoch erst nach Abgabe des Manuskripts eingefallen sind.

Anhang

Nützliche Adressen

Deutsche Krebshilfe e. V.
Thomas-Mann-Straße 40
53111 Bonn
Tel. 0228 729900

Europäische Aktion für Therapiefreiheit,
Recht auf Gesundheit
Postfach 14 99
6201 BL Maastricht
Niederlande
Tel./Fax. +31 45 5212076

Arbeitsgruppe Biologische Krebstherapie
5. Medizinische Klinik
Institut Medizinische Onkologie und Hämatologie
Klinikum Nord
Flurstraße 71
90340 Nürnberg
Tel. 0911 3983056

Gesellschaft für Biologische Krebsabwehr
Postfach 10 25 49
69015 Heidelberg
Tel. 06221 161525

Bundeszentrale für gesundheitliche Aufklärung
Ostmerheimer Straße 200
51109 Köln
Tel. 0221 89920
www.bzga.de

Deutsche Krebsgesellschaft e. V.
Paul-Ehrlich-Straße 41
60596 Frankfurt am Main
Tel. 069 6300960

Frauenselbsthilfe nach Krebs
Bundesverband e. V.
B6, 10/11
68159 Mannheim
Tel. 0621 24434
Fax 0621 154877

Krebsinformationsdienst (KID) –
Deutsches Krebsforschungszentrum
Im Neuenheimer Feld 280
69120 Heidelberg
Tel. 06221 410121
www.krebsinfo.de

Nützliche Internetadressen

www.inkanet.de
Sehr umfassendes Informationsportal für Krebspatienten und
ihre Angehörigen.

www.krebsinformationsdienst.de
Deutsches Krebsforschungszentrum Heidelberg. Der bundesweite Krebsinformationsdienst KID bietet Zugang zu aktuellem Wissen über Krebs, per Telefon, E-Mail, Internet und in Form von Broschüren (auch in türkischer Sprache).

www.brustkrebs-studien.de
Klinische Forschung für Betroffene. Klärt Frauen über die Teilnahme an klinischen Studien auf und hilft bei der Suche nach geeigneten aktuellen Brustkrebsstudien.

www.mamazone.de
Frauen und Forschung gegen Brustkrebs e.V. Unterstützt, stärkt und berät Frauen mit Brustkrebs.

www.mammakarzinom.de
Allgemeine Informationen über Brustkrebs. Hilfe für Ärzte zur Entscheidungsfindung in spezifischen Situationen. Aktuelle wissenschaftliche Erkenntnisse und in der Praxis bewährte Verfahren.

www.brustkrebs-web.de
Motto: Krankheit erkennen, Krankheit verarbeiten, Krankheit behandeln, Krankheit überwinden. Aktuelle Informationen zum Thema Brustkrebs. Online-Beratung, Forum, weiterführende Links zum Thema.

www.stoma-welt.de
Deutschsprachiges Portal für Menschen mit einem künstlichen Darmausgang oder einer künstlichen Harnableitung (Stoma). Internetangebot von Stomaträgern für Stomaträger, ihre Angehörigen und Interessierte.

www.hirntumorhilfe.de
Zentrale Anlaufstelle für Menschen, die mit der Diagnose
Hirntumor konfrontiert sind.

www.leukaemie-hilfe.de
Bundesverband der Selbsthilfeorganisationen zur Unterstüt-
zung von Erwachsenen mit Leukämien und Lymphomen e. V.

www.krebshilfe.de
Fördert Projekte zur Verbesserung der Prävention, Früherkennung, Diagnose, Therapie, medizinischen Nachsorge und
psychosozialen Versorgung einschließlich der Krebs-Selbst-
hilfe.

www.tumorschmerz.de
»Gemeinsam gegen den Tumorschmerz« möchte erreichen,
dass sich die schmerztherapeutische Versorgung von Tumor-
patienten in Deutschland verbessert.

www.dgss.org
Deutsche Gesellschaft zum Studium des Schmerzes e. V. Größte
wissenschaftliche Schmerzgesellschaft in Europa.

www.dgschmerztherapie.de
Deutsche Gesellschaft für Schmerztherapie e. V. Die Seiten enthalten ausführliche Informationen zum Thema »Schmerz und
Schmerztherapie« und ein umfangreiches Angebot schmerz-
therapeutischer Aktivitäten der Gesellschaft.

www.schmerzliga.de
Selbsthilfegruppe für chronisch Schmerzkranke.

www.dgpalliativmedizin.de
Deutsche Gesellschaft für Palliativmedizin e. V. Die Pallia-

tivmedizin widmet sich der Behandlung und Begleitung von Patienten mit einer nicht heilbaren und weit fortgeschrittenen Erkrankung mit begrenzter Lebenserwartung.

www.krebsgesellschaft.de
Deutsche Krebsgesellschaft e. V.

www.dgk.de
Deutsches Grünes Kreuz e. V. Informationsportal für Gesundheit. Gemeinnützige Vereinigung zur Förderung der gesundheitlichen Vorsorge und Kommunikation in Deutschland.

www.krebsinformation.de
Krebsschmerzinformationsdienst – Ksid. Informationen zu allen krebsschmerzbezogenen Fragen per Telefon, E-Mail, Internet und durch die Broschüre *Krebsschmerz – was tun?*.

www.praxis-psrt.de
Praxis für Psychosomatische Resonanztherapie (PSRT).

Literatur

Baron, Vida C.: *Metamedizin*, VAK, Freiburg 1991
Bauer, Joachim: *Das Gedächtnis des Körpers. Wie Beziehungen und Lebensstile unsere Gene steuern*, Serie Piper, München 2004
Blüchel, Kurt G.: *Heilen verboten – töten erlaubt. Die organisierte Kriminalität im Gesundheitswesen*, C. Bertelsmann, München 2003

Chopra, Deepak: *Die unendliche Kraft in uns,* Heyne, München 1998

Ford, Clyde W.: *Wo Körper und Seele sich begegnen,* VAK, Freiburg 1992

Fosar, Grazyna, und Franz Bludorf: *Vernetzte Intelligenz. Die Natur geht online,* Omega, Aachen 2001

Gegenfurtner, Karl R.: *Gehirn & Wahrnehmung,* Fischer Kompakt, Frankfurt 2003

Goleman, Daniel: *Die heilende Kraft der Gefühle. Gespräche mit dem Dalai Lama,* dtv, München 2000

Grawe, Klaus: *Neuropsychotherapie,* Hogrefe, Göttingen 2004

Hirneise, Lothar: *Chemotherapie heilt Krebs und die Erde ist eine Scheibe,* Sensei, Kernen 2002

Hirshberg, Caryle, und Mark Ian Barasch: *Unerwartete Genesung. Die Kraft zur Heilung kommt aus uns selbst,* Droemer Knaur, München 1995

Keil, Annelie: *Wenn Körper und Seele streiken. Die Psychosomatik des Alltagslebens,* Ariston, München 2004

Kinadeter, Harald: *Heilung. Dimension einer neuen Medizin,* Knaur, München 1992

Kotre, John: *Der Strom der Erinnerung. Wie das Gedächtnis Lebensgeschichten schreibt,* dtv, München 1998

Kuby, Clemens: *Heilung. Das Wunder in uns,* Kösel, München 2005

Laszlo, Ervin: *Das fünfte Feld. Materie, Geist und Leben – Vision der neuen Wissenschaften,* Bastei Lübbe, Bergisch Gladbach 2000

Lermer, Stephan: *Krebs und Psyche. Der Einfluss der Seele auf die körperliche Gesundheit,* Goldmann, München 1987

Levine, Peter A., und Ann Frederick: *Trauma – Heilung/Das Erwachen des Tigers,* Synthesis, Essen 1998

Moeller, Michael Lukas: *Die Wahrheit beginnt zu zweit. Das Paar im Gespräch,* rororo, Reinbek 1988

Moyers, Bill: *Die Kunst des Heilens. Vom Einfluss der Psyche auf die Gesundheit,* Goldmann, München 1994

Norretranders, Tor: *Spüre die Welt. Die Wissenschaft des Bewusstseins,* rororo, Reinbek 1994

Osho: *Das Buch der Heilung. Von der Medizin zur Meditation,* Ullstein, Berlin 2004

Pert, Candace B.: *Moleküle der Gefühle. Körper, Geist und Emotionen,* rororo, Reinbek 2001

Ratey, John J.: *Das menschliche Gehirn. Eine Gebrauchsanweisung,* Walter, Düsseldorf und Zürich 2001

Rattner, Josef: *Grundlagen ganzheitlicher Heilung. Einführung in die Psychosomatik,* Königsfurt, Klein Königsförde/Krummwisch 2000

Rosenberg, Dr. Steven A.: *Die veränderte Zelle. Das Rätsel Krebs und seine Entschlüsselung,* Goldmann, München 1992

Röthlein, Brigitte: *Sinne, Gedanken, Gefühle. Unser Gehirn wird entschlüsselt,* dtv, München 2002

Rüegg, Johann Caspar: *Gehirn, Psyche und Körper. Neurobiologie von Psychosomatik und Psychotherapie,* Schattauer, Stuttgart 2007

Schulz von Thun, Friedemann: *Miteinander reden 1: Störungen und Klärungen,* rororo, Reinbek 1981

Shapiro, Francine, und Margot Silk Forrest: *EMDR in Aktion. Die Behandlung traumatisierter Menschen,* Junfermann, Paderborn 1998

Shorter, Edward: *Von der Seele in den Körper,* Rowohlt, Reinbek 1994

Solms, Mark, und Oliver Turnbull: *Das Gehirn und die innere Welt,* Walter, Düsseldorf und Zürich 2004

Stettbacher, J. Konrad: *Wenn Leiden einen Sinn haben soll,* Campe Paperback, Hamburg 1996

Walker, Wolfgang: *Abenteuer Kommunikation,* Klett-Cotta, Stuttgart 1996

Weber, Dr. med. Walter: *Die Seele heilt den Menschen. Gesundheit ist lernbar,* Herbig, München 1992

Weber, Dr. med. Walter: *Hoffnung bei Krebs. Der Geist hilft dem Körper,* Herbig, München 1994

Weil, Andrew: *Spontanheilung. Die Heilung kommt von innen,* Bertelsmann, München 1995

Wiesendanger, Dr. Harald: *Das große Buch vom geistigen Heilen. Möglichkeiten, Grenzen, Gefahren,* Scherz, München 1994

Willi, Jürg: *Die Zweierbeziehung. Spannungsursachen, Störungsmuster, Klärungsprozesse, Lösungsmodelle,* rororo, Reinbek 1999

Intensivtherapie für Krebspatienten

Erleben Sie den Klärungsprozess der Psychosomatischen Resonanztherapie PSRT im Rahmen einer **mehrtägigen Intensivtherapie.** Sie wird begleitet von naturheilkundlichen Maßnahmen zur körperlichen Regeneration. Auf Wunsch gibt es auch ein spezielles Programm für die Angehörigen.
Elemente der Intensivtherapie:

- 7 bis 10 Sitzungen in Psychosomatischer Resonanztherapie PSRT
- 5 bis 8 therapeutisch wirksame Patientengespräche
- Mineralstoffanalyse des Blutes incl. Befundbesprechung und Erstmedikation
- Beginn von Ausleitungsverfahren für Schadstoffe im Körper
- Testung von Nahrungsmittel- und Medikamentenunverträglichkeiten
- Körperorientierte Therapiemaßnahmen

Die Auswahl und Zusammenstellung erfolgt jeweils individuell auf Sie abgestimmt. Die Durchführung erfolgt von erfahrenen Therapeuten und Heilpraktikern unter fachärztlicher Leitung.

Weitere Informationen und Buchung:
Praxis für Psychosomatishe Resonanztherapie PSRT
Katharinenstraße 3
83043 Bad Aibling
Telefon: 0 8061 938094
E-Mail: intensivtherapie@praxis-psrt.de
www.praxis-psrt.de

Joachim Faulstich

Das heilende Bewusstsein

Wunder und Hoffnung
an den Grenzen der Medizin

Welche Rolle spielt der Geist, wenn Menschen von unheilbar erscheinenden Krankheiten genesen?
Ist es möglich, im Bewusstsein Bilder zu erschaffen, die jahrzehntelange Migräne und Neurodermitis, vielleicht sogar Lähmungen und Krebs heilen?
Dieses Buch ist eine Reise durch die Kontinente und die Zeit: von den Heilungszeremonien der Indianer über die Traumtempel des antiken Griechenland bis in die Labors der Hirnforscher, wo sich Glaube und Hoffnung als verborgene Macht der Selbstheilung offenbaren. In der Begegnung mit Ärzten, Hypnosetherapeuten, Heilern und ihren Patienten entsteht ein neues und zugleich altes Bild der Wirklichkeit: Der Geist kann Wunder wirken, aber Wunder geschehen nicht im Widerspruch zur Natur, sondern im Gegensatz zu dem, was wir von der Natur wissen.

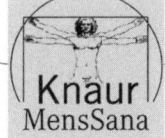

Knaur
MensSana

Wolfgang Bittscheidt

Geistiges Heilen

Energetische Heilkunst – Aus meiner
Praxis als Arzt und Heiler

Das Buch bündelt die Erfahrungen Wolfgang Bittscheidts als
energetisch arbeitender Arzt und erforscht diese besondere
Kraft, die Heilung bringt. Neben den Heilkräften kosmischen
Ursprungs sind dabei vor allem liebende Zuwendung und Ein-
fühlung in den Patienten von entscheidender Bedeutung.
Gerade dann, wenn die Schulmedizin an ihre Grenzen stößt,
lassen sich mit energetischen Heilweisen erstaunliche Erfolge
erzielen, weil sie nicht nur die Symptome, sondern den Menschen als Ganzes behandeln.
In TV und Büchern wurde Dr. med. Wolfgang Bittscheidt schon
mehrfach porträtiert und zählt heute zu den erfolgreichsten
und bekanntesten energetischen Heilern Deutschlands.

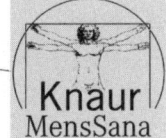

Knaur
MensSana